Michael Klose / Christiane Kritzer / Silvia Pretzsch

Ausspracheströrungen bei Kindern

Sprachentwicklung – Diagnostik – Therapie

BWT
Basiswissen Therapie
begründet von Jürgen Tesak †

Herausgeberin: Claudia Iven

bereits in dieser Reihe erschienen:

- Hans Grassegger: **Phonetik/Phonologie**
- Egon Kayser: **Psychologie**
- Thomas Mathe: **Medizinische Soziologie und Sozialmedizin**
- Anja Schubert: **Dysarthrie**
- Gerald Schiller: **Psychiatrie**
- Peter Dicks: **Laryngektomie**
- Carola Habermann / Stefanie Moser: **Pädagogik**

Michael Klose / Christiane Kritzer / Silvia Pretzsch

Aussprachestörungen bei Kindern

Sprachentwicklung
Diagnostik
Therapie

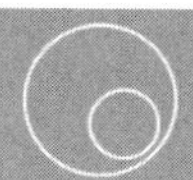

Das Gesundheitsforum

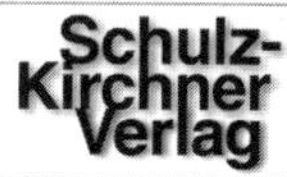

Bibliografische Information der Deutschen Nationalbibliothek

Die Deutsche Nationalbibliothek verzeichnet diese Publikation in der Deutschen Nationalbibliografie; detaillierte bibliografische Daten sind im Internet über http://dnb.d-nb.de abrufbar.

1. Auflage 2009
ISBN 978-3-8248-0341-5

Mollweg 2, D-65510 Idstein
Vertretungsberechtigter Geschäftsführer: Dr. Ullrich Schulz-Kirchner
Fachlektorat: Prof. Dr. Claudia Iven
Lektorat: Doris Zimmermann
Layout: Petra Jeck

Druck und Bindung: Rosch-Buch Druckerei GmbH, Bamberger Str. 15, D-96110 Scheßlitz
Printed in Germany

Auch als E-Book (PDF) erhältlich unter der ISBN 978-3-8248-0702-4

INHALTSVERZEICHNIS

VORWORT DER HERAUSGEBERIN

Der vorliegende BWT-Band „Aussprachestörungen bei Kindern. Sprachentwicklung – Diagnostik – Therapie“ ist das Ergebnis einer ausgesprochen günstigen Konstellation von Interessenlagen und Arbeitsschwerpunkten: Hier haben sich AutorInnen gefunden, die in ihrer langjährigen Berufserfahrung in Therapie und Lehre über einen großen Fundus an Grundlagenwissen, Theorien und Modellen sowie daraus abzuleitenden Praxiskompetenzen verfügen und die dieses Wissen angemessen didaktisch aufbereiten können. Dadurch gelingt dem Buch ein Brückenschlag zwischen Theorie und Praxis, der einen umfassenden Einblick in das Thema gewährt:

- Den Einstieg bilden wissenschaftlich begründete, modellorientierte Grundlagen zum Spracherwerb, insbesondere zur phonologischen und phonetischen Entwicklung. Besonders differenziert stellen die AutorInnen die vielschichtigen Entwicklungsfelder dar, die beim Lautspracherwerb zusammenwirken: Anhand der Betrachtung von anatomischen, motorischen, perzeptiv-sensorischen, kognitiven und kommunikativ-pragmatischen Entwicklungsebenen wird veranschaulicht, wie der Lauterwerb von der vorgeburtlichen Phase bis zur Beherrschung des Lautsystems verläuft.
- Im nächsten Schritt erfolgt die Darstellung der Systematik und Klassifikation von Aussprachestörungen und deren Einordnung in Spracherwerbs- und Sprachverarbeitungsmodelle. Diese Überlegungen leiten über in die Vorstellung von diagnostischen Strategien und Verfahren, die zur Erfassung und Beschreibung phonologischer und phonetischer Störungen sinnvoll sind.
- Einen weiteren Schwerpunkt bildet die sehr praxisnahe und konkrete Beschreibung der Therapiemöglichkeiten bei kindlichen Aussprachestörungen. Die Darstellung phonetisch-orientierter Behandlungsprinzipien reicht von den klassisch- übungstherapeutischen Ansätzen über mundmotorische Konzepte bis hin zu Anbahnungsmethoden, die ausführlich und für alle Konsonanten erläutert werden. Die phonologisch-orientierten Behandlungsprinzipien werden mithilfe von aktuellen Therapieverfahren, deren Abläufen und Strukturmerkmalen ebenfalls praxisnah vorgestellt.
- Ergänzt werden diese Ausführungen durch vielfältige Übungsaufgaben, Fallbeispiele und weiterführende Literatur-Empfehlungen.

Besonders ist hervorzuheben, dass bei allen therapeutischen Ansatzpunkten erörtert wird, welches Störungsverständnis der jeweiligen Methode zugrunde liegt, auf welche Sprachverarbeitungs- oder Sprachproduktionsmodelle sich die Verfahren beziehen und welche Grundannahmen von therapeutischem Lernen umgesetzt werden. Dadurch entsteht eine fachwissenschaftliche Gegenüberstellung von Ursachen-Annahmen, Zielen und Interventionsmöglichkeiten, die das Pro und Contra sowohl der eher artikulations-motorischen Ansätze als auch der eher sprachsystematischen Ansätze verdeutlicht und damit therapeutische Entscheidungsprozesse sinnvoll einordnet. Das Buch ist daher sowohl für Ausbildungs- und Lehr-Kontexte geeignet als auch als methodenkritischer Überblick über klassische und aktuelle Therapiemethoden. Den AutorInnen ist es hervorragend gelungen, das komplexe Thema umfassend aufzubereiten.

VORWORT DES AUTORS UND DER AUTORINNEN

Die Sichtweise kindlicher Aussprachestörungen hat sich über die jetzige Jahrtausendwende von einem phonetisch-orientierten Ansatz, der von einer artikulatorischen Fehlleistung ausging, deutlich gewandelt. Heute stehen nicht die rein artikulatorischen Vorgänge im Fokus, sondern das fortschreitende Verständnis über die Zusammenhänge kindlicher Sprachentwicklung. Mit dem so eingeleiteten Paradigmenwechsel, der nicht die Erwachsenensprache zur Norm erhob und damit alle Abweichungen als Störungen etikettierte, sondern die Kindersprache als in ihrer Entwicklung eigenständig ansah, konnte der vermeintliche „Fehler" als „Freund" betrachtet werden. Kindliche „Lautfehlbildungen" waren nicht länger der fehlgeschlagene Versuch Erwachsenensprache mechanistisch (rein phonetisch betrachtet) zu sprechen. Diese „Fehler", so zeigten die Forschungsergebnisse, hatten nicht nur ein System, sondern auch eine wichtige Funktion im Erwerb des muttersprachlichen, phonologischen Systems. Phonologische Prozesse sind systematische Vereinfachungen, die das sprachlernende Kind vornimmt, um sich die phonologische Struktur der Muttersprache sukzessive in seiner kompletten Struktur aneignen zu können. Kinder bringen spezifische Voraussetzungen und äußerst effiziente Lernmechanismen mit, die exzellent darauf abgestimmt sind, die jeweilige Muttersprache zu erwerben. Im Kontakt mit der muttersprachlichen Spezifik entwickeln sich weitere Strategien, die es den Kindern ermöglichen, die der Sprache zugrunde liegenden Strukturen zu identifizieren. Mit welcher Systematik Kinder dabei vorgehen, zeigt zum Beispiel die zeitliche Abfolge bei der Überwindung der typischen phonologischen Vereinfachungsprozesse. Erst dieser Perspektivenwechsel ermöglichte den tieferen Einstieg in die Entwicklung verbesserter Therapiemethoden und die Klärung offener Fragen und Probleme aus dem therapeutischen Alltag.

Diesen Weg versucht das vorliegende Buch nachzuzeichnen. Ausgehend von der praktischen Relevanz in der logopädischen Arbeit wurden Schwerpunkte vor allem in den phonologisch-orientierten Therapiekonzeptionen gesetzt. Gerade sie waren es, die die vielen Fragen, die die phonetische Therapie offen ließ, beantworten und klären konnten. So verringerte sich zum Beispiel der Stellenwert der Mundmotorik im Zusammenhang mit einer phonologisch-orientierten Betrachtungsweise der Aussprachestörungen rapide. Gleichzeitig zeigte die tägliche praktische Erfahrung, dass die Kinder von einem phonologischen Ansatz enorm profitierten – die Behandlungszeiten verkürzten sich spürbar. Dennoch soll weiterhin das Handwerkszeug für die Therapie der „klassischen“ Artikulationsstörung zur Verfügung stehen können, um gegebenenfalls das Kind mit einem phonetischen Exkurs, sofern er notwendig ist, unterstützen zu können.

Das jetzt als Buch vorliegende Manuskript spiegelte in seinen zahllosen Entwürfen und Überarbeitungen über einen ungewöhnlich langen Zeitraum auch den Wandel der Therapieansätze und Betrachtungsweisen im Bereich der phonetisch-phonologischen Therapie wider. Die lange Erarbeitungsphase zeugt von intensiven therapeutischen Erfahrungen und Entwicklungen der Autoren in der logopädischen Praxis und in der Lehrtätigkeit. Solche Entwicklungen können nie abgeschlossen sein! Gerade darin liegt die positive Energie unserer Tätigkeit, die Auseinandersetzung mit immer neuen Fragestellungen, die Erprobung verschiedener Hypothesen, die Umsetzung in therapeutische Schritte und die Reflexion unseres therapeutischen Handelns. Wir entdecken Systeme, entwickeln Strategien und Hypothesen und lernen auf ähnliche Weise konsequent immer weiter.
Und hier treffen sich kindliche und erwachsene Entwicklung, mit einer „Grundausstattung“, die in idealer Weise zum Lernen im besten Sinne gemacht ist.
Dieses Vergnügen wünschen wir allen angehenden und gestandenen Kolleginnen und Kollegen, die im sprachtherapeutischen Bereich tätig sind, mit diesem Buch und mit ihren Therapiekindern.

Dieses Buch wäre nicht denkbar gewesen ohne den Initiator der Reihe BWT Basiswissen Therapie im Schulz-Kirchner Verlag, Prof. Dr. Jürgen Tesak, der diese Welt leider viel zu früh verlassen musste und uns mit seinem Humor, seiner Klarheit und konstruktiven Kritik einfach fehlt.
Während der Entstehungszeit dieses Buches wurden drei Kinder geboren, zwei Praxen gegründet, vier Umzüge bewältigt, viele angehende Logopädinnen und Logopäden ausgebildet und begleitet, manche Menschen verloren und andere gefunden. All das ist nicht möglich ohne die großen Konstanten in unserem Leben: die Menschen, die uns nahestehen und uns in vielerlei Weise unterstützt haben. Ein großer Dank geht auch an Frau Zimmermann, unsere Lektorin, die mit unermesslicher Geduld, Freundlichkeit und Beharrlichkeit sowie einer großen Portion Können ihren Anteil an der Fertigstellung dieses Buches hat.

1 SPRACHENTWICKLUNG

1.1 Lautsprachentwicklung

Die Tatsache, dass Kinder sprechen lernen – und dies in jeder beliebigen Sprache der Welt –, ist sowohl eine Selbstverständlichkeit als auch ein Phänomen. Eine Selbstverständlichkeit für uns erwachsene Sprecher, die wir Sprache benutzen – ein Phänomen, wenn man versucht, der Sprachentwicklung und ihrer Zusammenhänge mit weiteren Entwicklungsbereichen auf den Grund zu gehen. Sprachentwicklung – oder hier die Lautsprachentwicklung als ein Teilaspekt der Sprachentwicklung – setzt sich aus unterschiedlichen Entwicklungslinien zusammen, die zu bestimmten Zeiten zusammenlaufen müssen, um wieder neue Entwicklungsprozesse in Gang setzen zu können. Diese Entwicklungslinien lassen sich anhand ihrer inhaltlichen Aspekte und ihrer chronologischen Orientierung darstellen:

I. Aspekte der Lautsprachentwicklung	II. Daten der Lautsprachentwicklung
1. Definition	1. Die vorsprachliche Phase
2. Vorgeburtliche Entwicklung	2. Die sprachliche Phase
3. Drei-Phasen-Einteilung	3. Phonetik
4. Bedeutung der Perzeption	▪ Phonologie
5. Bedeutung der Kognition	▪ Perzeption
	▪ Kommunikationsebene

I. Aspekte der Lautsprachentwicklung

1. Definition

Die Lautsprachentwicklung

- ist abhängig von der Reifung auditiver Fähigkeiten
- umfasst den Erwerb phonetischer Lautbildungsmuster
- umfasst den Erwerb phonologischen Wissens über die Distinktion von Lautmerkmalen innerhalb der Zielsprache
- kann in individuell sehr unterschiedlichem Maße die Anwendung von Vereinfachungs- und Harmonisierungsstrategien und deshalb über weite Strecken immer auch die Unvollständigkeit des Lautsystems und Abweichungen von der Lautverwendung der Erwachsenensprache beinhalten
- ist Teil der gesamten Sprachentwicklung
- ist eingebettet in die Entwicklung auch nicht-sprachlicher Fähigkeiten

nicht-sprachliche Fähigkeiten
Motorik, Kognition, Sozialverhalten, Emotionale Reifung, Sensorisch-integrative Prozesse, die Entwicklung des orofazialen Traktes

- legt mit einer gewissen Wahrscheinlichkeit aber nicht notwendigerweise nahe, dass der Erwerb bestimmter Laute oder Lautgruppen an ein bestimmtes Alter gekoppelt ist.

2. Vorgeburtliche Entwicklung

a) Reifung des orofazialen Bereiches

Stirnwulst, mittlerer und seitlicher Nasenwulst, Oberkiefer- und Unterkieferwulst

Die entsprechenden anatomischen Strukturen falten sich aus den Gesichtswülsten ab.

4.-6. SSW

Zunächst schließt sich der aus Strukturen des Oberkieferwulstes und des mittleren Nasenwulstes gebildete primäre embryonale Gaumen (Oberkieferwulst, mittlerer Nasenwulst) ausgehend von der Papilla incisiva von hinten nach vorne in der Mittellinie. Dies entspricht später den ausgereiften Formen von Zwischenkiefer, Naseneingang und Oberlippe. Der sekundäre embryonale Gaumen (Anlage der Gaumenplatten und des Velums) ist zu dieser Zeit in der Mittellinie noch nicht verschlossen.
Zu Beginn der Zungenentwicklung sind die Hälften der Zungenanlage noch geteilt und dem Mundboden komplett aufgewachsen. Die Zungenhälften verschließen sich dann von hinten nach vorne. Der vordere Teil löst sich vom Mundboden und legt sich nach oben zwischen die Gaumenplatten. Diese entwickeln sich aus den Oberkieferwülsten und wachsen langsam zur Mitte hin. Der Zungenkörper ist noch weit nach dorsal verlagert.

6.-9. SSW

Verschluss des sekundären embryonalen Gaumens von vorne nach hinten (ausgehend von der Papilla incisiva). Gleichzeitig wächst von oben her das Vomer den Gaumenplatten auf.
Die Vorderzunge legt sich nach vorne unten.

Ab 9. SSW

Verschluss des Velums.
Durch Bewegungen der Mutter reift das vestibuläre System.

3. SSM

Der Kopf des Kindes liegt in Reklination. Dadurch ist die Mundöffnung möglich. Es wird Fruchtwasser getrunken und am Daumen gesaugt (das Palpieren der Zunge führt zum Saugen). Durch das Saugen erhöht sich der intraorale Druck. Mit der Kopfneigung und -drehung zur Seite beginnt die Lateralisation der Zungenbewegung.

4. SSM

Primäre Zungenbewegungen beim Saugen (= peristaltische Wellenbewegung).

5. SSM

Schon die Berührung der Lippen führt zum Saugen.

5.-7. SSM

b) Reifung des Auditiven Systems

Es erfolgen erste Reaktionen auf akustische Reize und bald darauf der Beginn des differenzierten Hörens. Kinder registrieren bereits in dieser Zeit rhythmische und prosodische Veränderungen. Gemessen wurde dies an der als Reaktion auf die Veränderung verlangsamten Herzrate. Stimmen und Musik werden erkannt und können auch nach der Geburt wiedererkannt werden.

c) Der „kompetente Säugling"

Säuglinge haben bereits bei ihrer Geburt Kompetenzen, die für das kommende Sprachlernen grundlegend sind. Es handelt sich vor allem um prosodisches, sprachrhythmisches Wissen, welches anfänglich das Erfassen und Verarbeiten komplexerer Strukturen ermöglicht. Es beinhaltet:

- die Unterscheidung von Sprache und Nichtsprache
- die Unterscheidung steigender und fallender Intonation; die Kategorisierung der Intention eines Sprechers nach dessen Tonhöhenvariation
- die Fähigkeit, bis zum 6. Monat fast alle phonetischen Kontraste sprachübergreifend zu diskriminieren (Werker & Pegg, 1992)
- die Präferenz für gut gegliederte Sprache
- die Differenzierung zwischen Funktionswörtern (Artikel, Konjunktionen) und Inhaltswörtern (Nomen, Verben) aufgrund formaler, nicht-inhaltlicher Merkmale
- die Unterscheidung der mütterlichen Intonation von der anderer Frauen; die Präferenz für die mütterliche Stimme (DeCasper & Fifer, 1980)
- die Unterscheidung Muttersprache – Fremdsprache, bzw. eine erhöhte Aufmerksamkeit gegenüber der Sprache, die schon vor der Geburt von der Mutter gesprochen wurde
- die Unterscheidung Sprache – Musik; das Wiedererkennen von Musik
- die Suche nach sensorischer Stimulation, bevorzugt werden multisensorische Inputs
- die Fähigkeit der Säuglinge, ihre Umwelt nach Unterschieden und Übereinstimmungen zu ergründen, Strukturen zu erkennen und daraus Hypothesen abzuleiten

3. Einteilung der Lautsprachentwicklung in drei Phasen

I. Vorsprachliche Phase (0-1 Jahr):

1. Monat: Schreien

1.-4. Monat: Gurren

4.-6. Monat: 1. Lallphase (es werden auch nicht-muttersprachliche Laute produziert)
6.-8./9. Monat: 2. Lallphase (Spezifikation auf muttersprachliche Laute)

II. Sprachliche Phase (1-5 Jahre):
Erstes sprachliches Handeln (Beginn mit 1-2 Jahren)
Epilinguistische Phase (Beginn mit 2-3 Jahren, markiert den Übergang zur metasprachlichen Ebene) (vgl. Gombert, 1990)

III. Metasprachliche Phase (ab 5 Jahre):
Interesse an den Formmerkmalen der Wörter.

In der Diskussion um die Phaseneinteilung und den Bezug der einzelnen Entwicklungsschritte zueinander tauchen vorrangig folgende Probleme auf:

- Sind die beiden Lallphasen aufeinander bezogen oder nicht (Kontinuität oder Diskontinuität der Lallphasen)?
- Wann beginnt die Entwicklung phonologischer Fähigkeiten und in welchem Verhältnis stehen sie zu den phonetischen Daten der Sprachentwicklung?
- Beginnt die Entwicklung metalinguistischer Fähigkeiten wirklich erst mit dem 5. oder 6. Lebensjahr oder in anderer Form vielleicht doch schon früher?

4. Bedeutung der Perzeption

Perzeption umfasst mehrere Wahrnehmungsbereiche:

Visueller Kanal
Kinder sind von Anfang an zentriert auf die Wahrnehmung des Gesichts der Bezugsperson und haben starkes Interesse an der Beobachtung von Mimik und Artikulationsbewegungen. Sehbehinderungen oder fehlender Blickkontakt können, wenn sie nicht erfolgreich kompensiert werden, die Sprachentwicklung entsprechend beeinflussen.

Taktiler Kanal
Er bezieht sich auf das „Erfassen" von Artikulationsbewegungen mit Händen und Füßen. Kinder fühlen mit den Händen Bewegungen in ihren eigenen und den elterlichen Mündern ab, sie lieben es, wenn Hand- oder Fußflächen „besprochen" und auf diese Weise Informationen über die Lautbildung vermittelt werden. Über die intraorale Propriozeption und Kinästhetik erfahren Kinder ihre eigenen orofazialen Bewegungen und können sie mit dem Beobachteten abgleichen. Dinge in den Mund zu nehmen,

fördert die stereognostische Entwicklung und sensibilisiert den Mundraum für differenzierte Wahrnehmungsleistungen.

Auditiver Kanal

Im Zentrum der sprech- und sprachrelevanten Perzeptionsleistungen steht die auditive Wahrnehmung. Sie umfasst ein ganzes Spektrum verschiedener zentral organisierter Teilleistungen, die alle aufeinander bezogen und voneinander abhängig sind – die Intaktheit des Hörapparates vorausgesetzt. Die auditive Entwicklung beginnt bereits intrauterin und wird zwischen dem 6. und 8. Lebensjahr abgeschlossen.

Zu der Frage, in welcher Beziehung die Entwicklung auditiver Perzeptionsleistungen zum expressiven Teil der Sprachentwicklung steht, bietet die Literatur verschiedene Antworten:

Teilbereiche der auditiven Wahrnehmung
Aufmerksamkeit, Speicherung, Lokalisation, Sequenz, Figur-Grund-Wahrnehmung, (Selektion), Diskrimination, Analyse, Synthese, Ergänzung

Perzeptive Leistungen entwickeln sich unabhängig von produktiven Leistungen:

1. Die perzeptiven Leistungen sind von Anfang an so differenziert wie die der Erwachsenen. Die Perzeption ist bereits ausgereift, wenn das Kind beginnt, produktiv die Kontrolle über phonemische Kontraste zu erlangen. D.h., viele Kontraste werden, lange bevor sie produziert werden können, schon wahrgenommen (vgl. Comptom, 1976; Smith, 1973; Stampe, 1979).
2. Die sich entwickelnde auditive Perzeption unterscheidet sich von der Wahrnehmung der Erwachsenen. Die frühe kindliche Wahrnehmung ist aber Teil eines in sich stimmigen Wahrnehmungs- und Sprachsystems: Das Kind kann nur die phonemischen Kontraste produzieren, die es wahrnimmt. Die Wahrnehmung fokussiert dabei punktuell auf bestimmte Merkmale. Schrittweise entdeckt ein Kind auf diese Weise immer mehr Kontraste und nähert sich gleichzeitig der Erwachsenensprache an. Die auditive Wahrnehmung reift vom Verarbeiten einfacher zum Erfassen komplexer und stärker differenzierter Inputs (vgl. Kornfeld, 1971; Garnica, 1971).

Perzeptive und produktive Leistungen entwickeln sich in wechselseitiger Abhängigkeit:

3. Perzeption und Produktion entwickeln sich unter gegenseitigem Einfluss, geleitet von universellen linguistischen Prinzipien. Ob Perzeption oder Produktion in der Entwicklung vorangeht, ist nicht klar entschieden, phasenweise ist beides möglich.

4. Perzeption und Produktion entwickeln sich unter gegenseitigem Einfluss. Die Entwicklung wird aber nicht von universellen linguistischen Prinzipien geleitet. Die Perzeption geht im Allgemeinen der Produktion voraus (vgl. Edwards, 1974; Strange & Broen, 1980).

Die Einschätzung des Verhältnisses von Perzeption und Produktion in der Sprachentwicklung hat Therapierelevanz, denn von ihr hängt ab, wo der Störungsschwerpunkt gesehen wird und wie therapeutisch zu intervenieren ist. Reift die perzeptive Entwicklung der produktiven voraus und stehen beide Entwicklungsbereiche in keinem wechselseitigen Verhältnis, ist die Störungsebene im Bereich der zentral-auditiven Verarbeitung bzw. der Hörbahnreifung zu suchen. Der Therapieschwerpunkt liegt dann ebenfalls auf der perzeptiv orientierten Arbeit.
Bedingten sich Perzeption und Produktion in der Entwicklung gegenseitig, könnte auch die Arbeit am Output die Entwicklung von Inputprozessen fördern.

Fazit
Sprachbezogene Perzeptionsleistungen entstehen nicht für sich, sondern im Zusammenhang mit der Entwicklung anderer Teilleistungsbereiche.
Sie sind abhängig von Struktur und Phoneminventar der Umgebungssprache. So fokussiert die frühe perzeptive Entwicklung bei verschiedenen Sprachen auf jeweils andere Kontraste und prosodisch-sprachrhythmische Merkmale.
Sprachbezogene Perzeptionsleistungen gehen in der Entwicklung produktiven Leistungen voraus.
Die perzeptiven Leistungen von Babys sind nicht unvollständig oder fehlerhaft, sondern sie sind anders. Sie setzen in den verschiedenen Entwicklungsphasen unterschiedliche Schwerpunkte. Andere Inhalte werden dann weitgehend ausgeblendet. Gerade das macht aber die Genauigkeit und die Schärfe aus, mit der sprachliche Phänomene wahrgenommen werden. Normalerweise reagieren erwachsene Bezugspersonen entsprechend darauf und präsentieren Sprache in einer Art und Weise, die dem jeweiligen Entwicklungsstand des Kindes angemessen ist.
Perzeption ist, obwohl mit der Geburt schon viele wichtige Grundleistungen da sind, nicht von Anfang an fertig. Das widerspräche ihrer einzigartigen Flexibilität. Sie ist im Fluss, sie reift von der Verarbeitung einfacher, übergreifender Merkmale zur differenzierten Verarbeitung komplexer Strukturen.

So sind z.B. im Baby Talk mit seiner einfachen, gut gegliederten Struktur und der besonderen Prosodie viele Zielsprachstandards enthalten, vorausgesetzt, die Merkmale werden nicht von einer übertriebenen Prosodie verdeckt

5. Bedeutung der Kognition für die Sprachentwicklung

Kinder lernen nicht Einzellaute, sondern ganze Wörter. Sie lernen, „wie man etwas sagt". Daraus leiten sie Hypothesen über

phonetische und phonologische Kriterien ab. Das bedeutet, dass der Lautspracherwerb nicht nur von der Kompetenz abhängig ist, Laute artikulatorisch korrekt zu formen und zu verwenden, sondern dass er auch in einem unmittelbaren Zusammenhang mit der *Begriffsbildung* zu sehen ist. Die dafür notwendigen kognitiven Strukturen beziehen sich darauf, wie Menschen ihre Umgebung begreifen und mit ihr umgehen. Piaget hat aus der Beobachtung normal entwickelter Kinder eine festgeschriebene Abfolge verschiedener Entwicklungsstadien abgeleitet, die jeweils eine andere kognitive Reife repräsentieren. Diese Abfolge wird als angeborenes Phänomen oder als eine entwicklungsinhärente Notwendigkeit interpretiert, mit der die Entwicklungsschritte konsequent aufeinander aufbauen. Nach anderer Auffassung haben Kinder von Anfang an die gleichen kognitiven Fähigkeiten wie Erwachsene. Der Unterschied besteht lediglich in der Umsetzung im Handeln.
Die Begriffsbildung auf der kognitiven Ebene geht der sprachlichen „Begriffsanwendung“ voraus. So sind Kinder in der Lage, mit Dingen adäquat umzugehen, deren Namen sie noch nicht aussprechen können.

Entwicklung der Objektpermanenz:
Bis 4. Monat: Das Kind verfolgt einen Gegenstand mit seinem Blick auch dann noch, wenn er aus dem Gesichtsfeld wegbewegt wird.
Ab 4. Monat: Handlungen mit einem Gegenstand, die unterbrochen werden, werden nach einer Pause fortgesetzt.
Ab 10. Monat: Das Kind sucht und findet einen Gegenstand, der versteckt wurde, wenn das Verstecken beobachtet wurde.
Ab 12. Monat: Ein unbeobachtet versteckter Gegenstand wird dort gesucht, wo er zuletzt lag.
Ab 18. Monat: Ein verschwundener Gegenstand wird überall dort gesucht, wo er schon einmal lag. Ab jetzt bestimmt auch nicht mehr das Ausprobieren die Handlung am Gegenstand, sondern der Gegenstand selbst mit seinen unveränderlichen Eigenschaften bestimmt die Handlung.

Kern der Begriffsbildung in Anlehnung an die Theorien Piagets ist die *Objektpermanenz*.
Ziel deren Entwicklung ist, dass das Kind ein Objekt als etwas erkennt,

- das außerhalb des Kindes für sich selbst existiert (Subjekt-Objekt-Relation)
- das auch abseits eines fest umschriebenen, situationsgebundenen Handlungsschemas noch das gleiche Objekt ist und auf die gleiche, ihm eigene Weise funktioniert
- das auch dann physikalisch vorhanden ist, wenn man es nicht sieht

Die *Begriffsbildung* entwickelt sich nahezu parallel zur Objektpermanenz, aber nicht ausschließlich abhängig von ihr. Die dafür wichtigen kognitiven Kompetenzen, wie etwa das Erkennen räumlicher Beziehungen, Bewegungen, das Erkennen formaler Merkmale, das Vermögen, Standardformen zu abstrahieren, und die differenzierte Verarbeitung auditiver Inputs sind z.T. schon mit drei Monaten nachweisbar. Es entstehen innere Bilder von den Dingen, die ausgehend von wenigen Merkmalen immer differenzierter werden. Sie beziehen sich nicht nur auf das Ding selbst, sondern später auch auf Handlungen, in denen das Ding erlebt wird und auf daraus abgeleitetes Erfahrungswissen.
Sprache macht „Kopien“ von der Wirklichkeit und bildet ihrerseits die Grundlage für die Weiterentwicklung der Kognition.

Beispiele:
Beim Feuerwehrspiel wird ein Löschflugzeug benötigt. Da gerade keines zur Hand ist, nimmt T. einen roten Bauklotz, der dann alle Handlungen eines Löschflugzeuges ausführt. Dieser eine Bauklotz behält die Bedeutung bis zum Spielende. Sprachlich äquivalent ist die Ablösung von Lautmalereien durch Inhaltswörter im Spiel. T. spielt mit seinem großen Bagger. Produktiv begleitet er das Spiel nicht mit „brrrrrr“, sondern mit „bagger – bagger – bagger ...“.

Die Begriffsbildung ist im 3. Lebensjahr abgeschlossen. Das jetzt erreichte Abstraktionsniveau findet seinen Ausdruck in der Fähigkeit, kognitive Kompetenzen miteinander zu verknüpfen und auch im Symbolspiel, bei dem Dinge losgelöst von der Anschauung des konkreten Objekts eine andere, scheinbar völlig neue Bedeutung zugeordnet bekommen können.
Signifikant für den Lautspracherwerb ist bei normalen Entwicklungsverläufen die häufig zu beobachtende Parallelität von Begriffsbildung und zunehmender Vollendung der Lautgestalt von Wörtern. Das muss nicht immer so sein, jedoch ist bei ausgeprägten kognitiven Einschränkungen immer auch das Sprachsystem auffällig, was Aussprachestörungen oft mit einschließt.

II. Daten der Lautsprachentwicklung, die Entwicklung phonetischer, phonologischer und metasprachlicher Fähigkeiten

1. Die vorsprachliche Phase (= Phase bis zur Produktion erster Wörter)

■ Allgemeine Entwicklungsmerkmale

Die ersten 6 Lebensmonate werden bestimmt durch:

– Anatomische Bedingungen des orofazialen Bereiches (Kehlkopfhochstand, große Zunge im Verhältnis zum Mundraum, Saug- und Beißreflex, nach ventral verlagerter Würgereflex, primäre Zungenbewegungen) und deren Veränderung
– Sensorische Integration taktil-kinästhetischer, vestibulärer, visueller und auditiver Reize
– Motorische Fortschritte
– Dominanz nonverbaler Kommunikationsstrategien

■ Phonetik

1. Monat

Schreiperiode:

Am Anfang ist das Schreien reflektorisch und wenig differenziert. Später wird es an Bedürfnisse gekoppelt (Hunger, Durst, Schmerz, Wunsch nach Nähe), Rhythmus und Prosodie verändern sich entsprechend. Gegen Ende der Schreiperiode versuchen die Säuglinge Kontrolle über ihr Schreien zu erlangen. Es kann dann während einer Schreiphase in Gleittöne umgewandelt werden. Dieser Vorgang ist stark an die Mimik gekoppelt. Die Bedeutung der Variation im Tonhöhenverlauf ist zu dieser Zeit aber noch nicht gelernt.

2./3. Monat

Gurren:

Der Säugling variiert seine stimmlichen und lautlichen Aktivitäten je nach Kontext. Im engen sozialen Kontakt mit vertrauten,

kommunikativ regen Personen sind melodische Konturen zu vernehmen bzw. kurze nasalähnliche Vokallaute im Kontakt mit zurückhaltender agierenden Menschen.
Lautproduktionen dieser Phase sind nicht muttersprachspezifisch. Visueller und auditiver Kanal haben annähernd die gleiche Bedeutung. Das Gesicht der Bezugsperson wird als etwas Einzigartiges erlebt. Säuglinge versuchen vorgesprochene Vokale zu imitieren, Lippen- und Zungenbewegungen gehen mit, der Blick ist intensiv auf den Mund der Bezugsperson gerichtet.

1. Lallphase: 4./5. Monat
Die vom Säugling produzierten Laute werden immer sprachähnlicher. Die lautlichen Äußerungen sind aber noch nicht konstant oder bedeutungsbezogen.
Prosodische Elemente sind von großer Bedeutung. Sie kommen der Zielsprache schon sehr nahe. Entsprechend ihrer ausgeprägten Stimmhaftigkeit stehen deshalb Vokale in der Lautentwicklung deutlich im Vordergrund. Ihre Produktion umfasst im Verhältnis zu den Konsonanten etwa das 4-fache. Ein ausgewogenes Verhältnis entsteht erst später.

Die *Vokalentwicklung* reicht bis in das zweite Lebensjahr hinein. Ihre Ausformung wird dabei fortschreitend differenzierter:

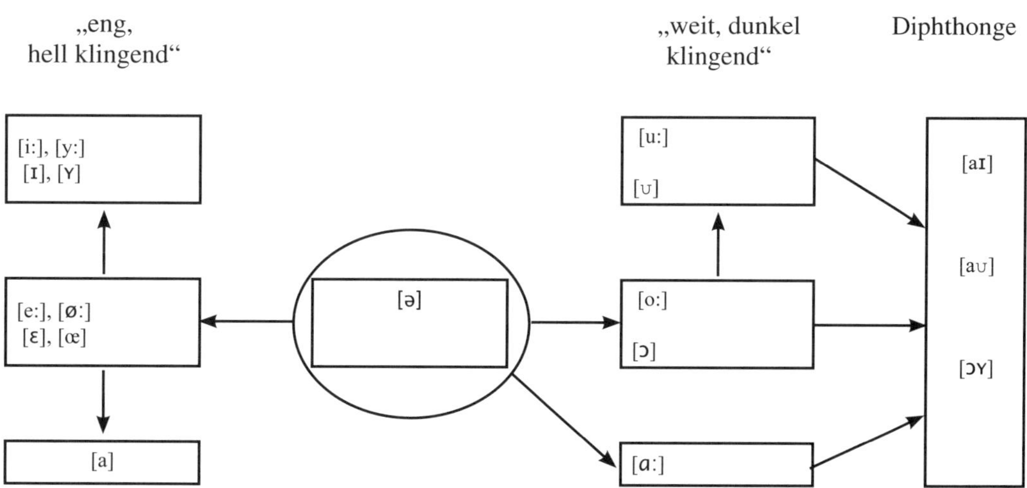

(vgl.: Wängler & Baumann-Wängler, 1983)

Im zeitlichen Ablauf der Lautsprachentwicklung bedeutet das:

1. Lallphase	Zentraler Vokal wird gebildet
	Beherrschung vorderer und mittlerer Vokale
2. Lallphase	Vordere Vokale werden nach hoch und tief differenziert
	Hintere Vokale kommen hinzu
	Stärkere Rundung der hinteren Vokale ist möglich
Sprachliche Phase	Diphthonge, ab 9. Monat
	Umlaute werden gebildet; sind gekoppelt an den Grammatikerwerb und den Gebrauch entsprechender Wortflexionen

6.-9. Monat

2. Lallphase:
Laute der Muttersprache werden imitiert, ja regelrecht geübt und die Bezugsperson zur Lautproduktion aufgefordert. Im Vordergrund steht die Produktion von Nasalen und Plosiven der 1. und 2. Artikulationszone, meist /m/, /b/, /p/, /d/, /t/, /n/, aber auch die Erzeugung bilabial gebildeter Varianten von /f/, /v/ ist möglich.

K = Konsonant
V = Vokal

Im Gegensatz zu Vokalen werden die Konsonanten – entsprechend der Vorliebe der Babys für Kontraste – selten isoliert produziert, sondern in Silben eingebettet. Bevorzugt werden KV-Verbindungen (= offene Silbenstruktur) artikuliert und wiederholt (baba... dada...), aber auch die Produktion geschlossener Silben ist möglich: A. produziert mit 7 Monaten wiederholt und mit sichtlicher Freude „buff-buff“. „Dialoge“ von Bezugsperson und Kind entstehen, in denen den Lallsequenzen eine „sprachspielerisch“-kommunikative Rolle zukommt.
Bedeutungsbezogen werden aber am häufigsten Vokalisationen eingesetzt. Dabei ist die Verbindung von Laut und Bedeutung entweder an eine bestimmte Situation gebunden oder auch antizipierend.
In der Gestaltung der Lallsequenzen bestehen individuelle Unterschiede. Diese stehen in einer unmittelbaren Beziehung zur späteren Sprachproduktion. Sprachentwicklungsstörungen können sich schon jetzt bemerkbar machen.

artikulatorische Selbststimulation: Wird auch als „Autoecholalie“ bezeichnet

Die zweite Lallphase mündet mit der Produktion des ersten gegenstands- oder personenbezogenen Wortes in die sprachliche Phase ein.

■ Phonologie

Auf die Frage, wann die Entwicklung der phonologischen Fähigkeiten einsetzt, gibt es unterschiedliche Antworten:
Eine der möglichen linguistischen Positionen wird repräsentiert

durch Jakobson (1972). Nach seiner Ansicht besteht keine Kontinuität zwischen beiden Lallphasen. Während die erste Lallphase von artikulatorischer Selbststimulation und reflektorischen Zusammenhängen bestimmt wird, steht die zweite Lallphase an der Schwelle zur Sprache, werden Laute zu Bedeutungsträgern und tritt die Dialogbereitschaft von Kindern hinzu. Die zweite Lallphase bekommt den Status eines „lautproduktiven Neubeginns unter anderen Vorzeichen". Dieses manifestiert sich im Übergang zum Worterwerb. Die erste Lallphase hat nach Jakobson somit keine phonologische Relevanz. Er untermauert seine Argumentation durch die Beobachtung, dass viele der während der ersten Lallphase produzierten nicht-muttersprachlichen Laute während der zweiten Lallphase wieder verloren gehen und dass sich gehörlose Kinder gegenüber normal hörenden während der ersten Lallphase lautproduktiv gleich verhalten, die zweite Lallphase aber auslassen.

Gehörlose und normal hörende Säuglinge verhalten sich aber auch schon während der ersten Lallphase und davor nicht gleich. Durch den Versuch, sich über die propriozeptive Stimmwahrnehmung selbst zu stimulieren, schreien gehörlose Kinder intensiver und länger. Normal hörende Kinder produzieren während der ersten Lallphase konsonantische und vokalische Segmente und synthetisieren sie zu Silben, die jedoch meist noch nicht zielsprachlich orientiert sind

Eine stärker kognitivistisch ausgerichtete Einschätzung der Sprachentwicklung interpretiert die Daten der vorsprachlichen Entwicklung nicht zuletzt auch durch den weiter gefassten Kommunikationsbegriff anders: die beiden Lallphasen sind unmittelbar aufeinander bezogen. Das Bild einer eher kontinuierlichen Entwicklung verdichtet sich in der aktuellen Diskussion. Die Grundlagen phonologischer Fähigkeiten sind schon sehr früh nachweisbar und nehmen bis zum siebten Monat deutlich zu. Es sind aus dieser Perspektive die phonetischen Möglichkeiten, die zurückstehen und die sprachlichen Möglichkeiten der Kinder begrenzen (vgl. Hewlett, 1990).

■ Perzeption

Perzeptive Leistungen sind durch sogenannte Habituierungsexperimente messbar: Dem Säugling wird ein bestimmter Reiz so lange angeboten, bis ein Gewöhnungseffekt eintritt und er auf den Reiz nicht mehr reagiert – der Reiz habituiert ist. Wird das Reizangebot verändert und der Säugling reagiert wieder, kann man annehmen, dass die Veränderung wahrgenommen wird. Die Reaktion auf einen Reiz kann z.B. durch das Kopfdrehen zur Geräuschquelle, die Veränderung der Atmung oder der Saugrate bestimmt werden.

Perzeptive Leistungen, die sich auf diese Art bestimmen lassen:

- Unterscheidung von Kontrasten in der Produktion von Lauten oder Silben (ab 1. Monat)
- Distinktives Merkmal stimmlos – stimmhaft (pa / ba) (ab 2./3. Monat)
- Distinktives Merkmal vorne – hinten (ba / ga)
- Differenzierung kurzvokaliger Silben von langvokaligen (ba – bɑ:)
- Wahrnehmung auch nicht-muttersprachlicher Kontraste (vor dem 6. Monat)

- Differenzierung von Tonhöhenverläufen (aufsteigend – fallend)
- Unterscheidung Sprache – Nichtsprache – Geräusch – Musik
- Differenzierung Muttersprache – Fremdsprache (nicht aber Fremdsprachen untereinander)

ab 6. Monat

Spezialisierung auf die Muttersprache

- Die Wahrnehmung auch nicht-muttersprachlicher Kontraste geht weitgehend verloren zugunsten einer zunehmenden Spezialisierung auf die Muttersprache
- Häufig auftretende muttersprachliche Lautverbindungen werden von seltener auftretenden unterschieden, erste phonotaktische Regeln werden erlernt
- Wortgrenzen werden entsprechend dem für die Muttersprache typischen Prinzip, Wörter aus Silben aufzubauen, gegliedert. Im Deutschen wird durch das prototypisch auftretende drei-moraische Prinzip (die betonte Silbe eines Wortes ist doppelt so lang wie die nachfolgende unbetonte Silbe) die Wortgrenze vor der nächsten betonten Silbe erkannt. Das trifft durch Betonungsverschiebungen zwar nicht immer zu, ist aber dennoch ein markantes Gliederungsmerkmal (s. Penner, 2005).Auch auf Satzebene werden rhythmische Muster und Wortstellungsregularitäten erkannt
- Prosodische Veränderungen werden auf ihre Bedeutung hin interpretiert

Phonotaktik beschreibt die Kombinationsregeln muttersprachlicher Laute an verschiedenen Positionen im Wort

ab 8. Monat

- Sprachverständnis für erste Wörter (nach Fenson et al., 1993: im Amerikanischen etwa 60 Wörter)
- Auch für die Zielsprache atypische Betonungsmuster (Betonung der zweiten Silbe) werden erkannt

■ Kommunikationsebene

Die Interaktion wird von Anfang an durch die Bezugsperson und das Kind bestimmt.

Die kindliche Kommunikation steht neben diesen sprachspezifischen Determinanten, die für die gesamte vorsprachliche Entwicklung relevant sind, im direkten Bezug zur psychosozialen Entwicklung.

bis zum 8. Monat

Während der symbiotischen Phase erlebt das Kind sich selbst und die Bezugsperson als Einheit. Die Mutter ist diejenige, die Bedürfnisse befriedigt, die emotional ganz nah ist und unaustauschbar wird.

ab 8. Monat

Die Loslösung aus dem symbiotischen Verhältnis ist gekoppelt an die Angst, dass die Mutter verloren werden kann.

Bezugsperson	Kind
■ Liebevolle Zuwendung ■ Ausgereiftes Sprachsystem ■ Veränderte Sprache im „Baby Talk“ ■ Anpassung an das Kind ■ Sprachliche Angebote und Stimulation	■ Lautproduktionen bei eingeschränkten phonetischen Möglichkeiten ■ Imitation ■ Einsatz auch nonverbaler Kommunikationsmittel ■ Intonation, Vokalisation ■ Soziale Offenheit und Kommunikationswille ■ Aktives Suchen nach Information ■ Neugier auf alles, was im sozialen Kontakt mit der Bezugsperson perzeptiv erfasst werden kann

2. Die sprachliche Phase

■ Phonetik

Der Lauterwerb ist kein linearer Prozess, es gibt also keine festgelegte Reihenfolge. Dass Laute, die für die Sprache noch nicht genutzt werden, dennoch u.U. als Geräusch, isoliert im Spiel oder als Nachsprechleistung, produziert werden können, zeigt, dass der Lauterwerb zwar in umfassende Sprachentwicklungsprozesse eingebettet ist, aber auch eine eigene Dynamik besitzt. Die phonetische Seite des Lautspracherwerbs betrifft die Produktion einzelner Laute, aber auch Koartikulationsabläufe innerhalb von Silben und Konsonantenverbindungen.

Parameter, die die Lautproduktion bestimmen:

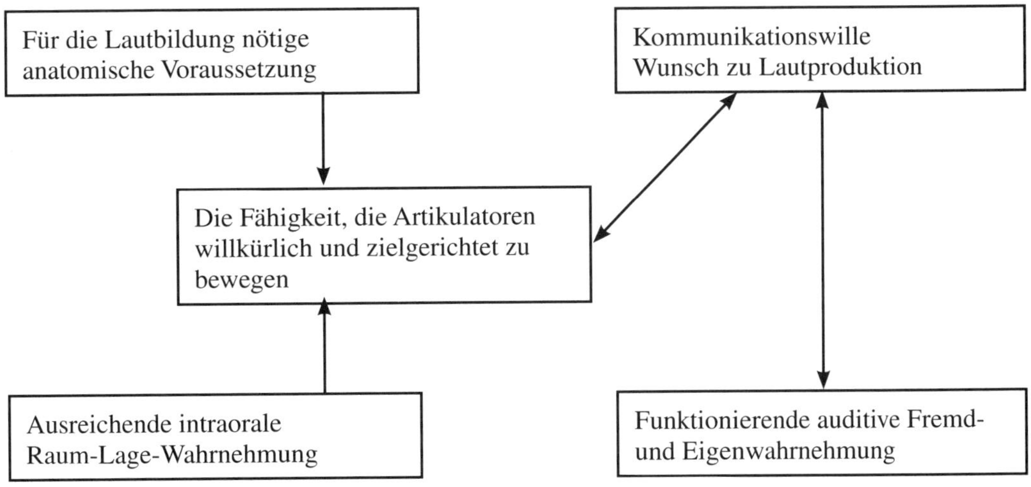

Ein **Phon** kann nach dieser Tabelle dann als erworben betrachtet werden, wenn 75% bzw. 90% der Kinder der angegebenen Altersgruppe diesen Ziellaut mindestens zweimal korrekt bilden können. Ein Unterschied von Jungen zu Mädchen war nicht festzustellen

Phonetisches Inventar
Fähigkeit, einen Laut korrekt zu bilden – unabhängig von korrekter Verwendung innerhalb eines Wortes

Über eine bestimmte Reihenfolge im Lauterwerb lässt sich keine allgemeingültige Aussage machen, wohl aber über die Wahrscheinlichkeit, mit der Kinder bestimmte Laute in einem definierten Altersabschnitt korrekt bilden können. Für die deutsche Sprache hat die Forschungsarbeit von Fox & Dodd (1999) folgendes Ergebnis gebracht.

Alter	75% Kriterium	90% Kriterium
1;6 – 1;11	m b p v f d t n l g k h	m b d t n
2;0 – 2;5	pf	p f v l
2;6 – 2;11	j ŋ ç x ʁ	x g k h ʁ pf
3;0 – 3;5		j ŋ
3;6 – 3;11	ʃ	
4;0 – 4;5		ç
4;6 – 4;11		ʃ

Ein **Phonem** kann nach dieser Tabelle als erworben betrachtet werden, wenn 75% bzw. 90% der Kinder der angegebenen Altersgruppe diesen Ziellaut mindestens zwei- von dreimal im Wort korrekt verwenden. Ein Unterschied von Jungen zu Mädchen war auch hier nicht festzustellen

Phonemisches Inventar
Fähigkeit, einen Laut korrekt in der entsprechenden Lautposition innerhalb eines Wortes zu verwenden

- Phonologie

Der Erwerb des phonetischen Inventars (s.o.) ist dem Erwerb des phonemischen Inventars nicht in jedem Fall gleich. Vgl. dazu die folgende Tabelle:

Alter	75% Kriterium	90% Kriterium
1;6 – 1;11	m b p d t n	m p d
2;0 – 2;5	v h s z	b n
2;6 – 2;11	f l j ŋ x ʁ g k pf	v f l t ŋ x h k s z
3;0 – 3;5	ç ts	j ʁ g pf
3;6 – 3;11	ʃ	ts
4;0 – 4;5		ç
4;6 – 4;11		ʃ

Der unmittelbare Vergleich von Phon- und Phonemerwerb zeigt:

- Die Laute /m n p b t d/ werden phonetisch und phonologisch nahezu zeitgleich und früh erworben
- Die Laute /j ŋ ʁ x ʃ/ werden phonetisch und phonologisch nahezu zeitgleich, aber spät erworben
- Die Laute /v f l g k h ç pf/ werden phonetisch eher früh erworben, phonologisch aber zum Teil erst ein Jahr oder noch später korrekt verwendet
- Die Laute /s z ts/ werden relativ früh phonologisch korrekt verwendet, aber u.U. noch lange Zeit darüber hinaus meist interdental fehlgebildet
- /θ/ kann als allophonische Variante von /s/ betrachtet werden

Konsonantenverbindungen werden insgesamt eher spät erworben, die Konsonantenverbindungen mit /ʃ/, vor allem die dreigliedrigen, zuletzt:

Alter	75% Kriterium	90% Kriterium
3;0 – 3;5	bl bʁ fl fʁ dʁ tʁ gl kl	fʁ kl
3;6 – 3;11	gʁ kʁ kv ʃm ʃn ʃʁ ʃp ʃv	bl bʁ fl gl gʁ
4;0 – 4;5	kn ʃl ʃpʁ ʃtʁ ʃt	dʁ tʁ kʁ kn kv ʃl ʃm ʃn ʃʁ ʃp ʃv ʃt
4;6 – 4;11		ʃpʁ ʃtʁ

Einteilung der phonologisch-orientierten Entwicklung der sprachlichen Phase:

Anders als in der vorsprachlichen Phase lässt sich hier phonologische Kompetenz auch im expressiven Bereich beschreiben. Die Entwicklung dieser Fähigkeiten stellt sich als ein Prozess zunehmender Analysefähigkeit, als Kontrolle sprachlicher Elemente und zunehmenden Abstraktionsvermögens dar. Dieser Prozess dauert so lange an, bis ein Zustand ausreichender Automatisierung erreicht wird.

In Anlehnung an Gombert (1990) lassen sich drei verschiedene Phasen unterscheiden:

- Erstes sprachliches Handeln — 10./11. Monat bis 2 Jahre
- Epilinguistische Phase — ab 2 Jahre
- Metalinguistische Phase — mit Schuleintritt

Die *Phase ersten sprachlichen Handelns* beginnt mit der Produktion erster Wörter. Da Kinder zu diesem Zeitpunkt Laute und Silben noch nicht frei anordnen können, geht man davon aus, dass sie Wörter nicht analytisch, d.h. als Synthese von Segmenten, lernen, sondern ganzheitlich. Kinder lernen, „wie man ein Wort sagt", und von diesem ganzen Wort leiten sie dann Regeln ab. Wegen ihrer einfacheren Konstruktion werden deshalb am Anfang Wörter mit offenen Silbenstrukturen und geringer Silbenzahl bevorzugt: KV, KVKV. Im Deutschen etablieren sich Zweisilber mit dem typischen Betonungsmuster betont/lang – unbetont/kurz. Drei- und mehrsilbige Wörter werden entsprechend auf dieses Betonungsmuster reduziert (Bsp.: [banɑ:nə] → [nɑ:nə]. Sprachentwicklungsgestörte Kinder betonen oft beide Silben gleich oder tilgen die betonte Silbe.

KV → z.B. /bɑ/
KVKV → z.B. /mɑmɑ/

Die Wortform ist anfangs noch an einen bestimmten Gegenstand und/oder Handlungszusammenhang gebunden. So äußert A. das Wort [u:ɐ] immer dann, wenn sie eine bestimmte Kuckucksuhr sieht, die im Haus an einer bestimmten Stelle hängt, oder das Wort [ba] beim Anblick ihres kleinen bunten Balles, wenn er in der Küche auf A. zugerollt wird. Erst später werden die Begriffe dann auf andere Uhren bzw. Bälle oder Dinge mit vergleichbaren Merkmalen übertragen.

Bsp.: Ein Ball ist rund; er kann gerollt, geworfen, geprellt oder geschossen werden; er ist auch dann ein Ball, wenn er eine von der unmittelbaren Erfahrung abweichende Größe, Farbe oder Festigkeit hat; im Gegensatz zur Kugel hat er allerdings eine gewisse Elastizität; auch andere Gegenstände, auf die diese Eigenschaften zutreffen, sind Bälle

Diese anfängliche Art der „Paarbildung" von Wortform und realem Bedeutungsträger ist sehr kapazitätsintensiv und bereitet mit der Erweiterung des Lexikons und den Kommunikationsanforderungen zunehmend Schwierigkeiten. Eine andere Organisationsform des Sprachwissens wird erforderlich. Die sprachliche Form wird vom konkreten Kontext abgekoppelt und auf ein höheres Abstraktionsniveau übertragen. In diesem Zusammenhang entstehen ein prototypischer, auf andere Situationen übertragbarer Kontext und ein konstantes inneres Bild vom Gegenstand.

Der zunehmenden Abstraktion sprachlicher Organisationsformen korrespondiert kognitiv die Stabilisierung des Objektbegriffes, ein Entwicklungsschritt, den Kinder etwa ab der Mitte des 2. Lebensjahres machen und der bei geistig behinderten Kindern häufig ausbleibt. Ausdruck dieser Entwicklung ist auch das Phänomen der sogenannten 50-Wort-Schwelle, die bis zu diesem Zeitpunkt erreicht wird und ab der man ein explosionsartiges Anwachsen des Lexikons beobachten kann. Ebenfalls wird damit eine Klassifikation von Wortklassen ermöglicht und der Boden für Syntax und Grammatikerwerb bereitet.

Die Problematik des enormen Sprachzuwachses zeigt sich in der Häufung von Vereinfachungs- oder Harmonisierungsstrategien, die Kinder einerseits gebrauchen, um zu systematisieren, aber auch, um sich zu entlasten. Bezogen auf die Lautsprachentwicklung manifestieren sich diese Strategien übergangsweise als sogenannte physiologische phonologische Prozesse:

Prozess	Anzahl	Alter 2;0 – 2;5	2;6 – 2;11	3;0 – 3;5	3;6 – 3;11	4;0 – 4;5
Tilgung unbe- tonter Silben	1-5 Items					
Assimilationen generell Kontaktassimilati- on /tʁ/ → /kʁ/	1-5 Items 3 Items					
Tilgung finaler Konsonanten	nie alle					
Reduktion von Konsonantenver- bindungen	unbestimmt					
Vorverlagerung von Plosiven /k, g/ von Sibilanten /ç, ʃ/ /ŋ/	unbestimmt unbestimmt unbestimmt					
Rückverlagerung von /ʃ/	unbestimmt					
Glottale Ersetzung von /ʁ/	unbestimmt					
Plosivierung	nie alle					
Sonorierung	nie alle					
Desonorierung von Konsonanten- verbindungen	unbestimmt					
Deaffrizierung	unbestimmt					
Interdentalität	unbestimmt					

(Tabelle nach A. Fox, 2003, S. 67, Tab 2.8):

Während der *epilinguistischen Phase* werden bei gleichzeitiger Komplettierung des Sprachsystems die phonologischen Prozesse zunehmend aufgearbeitet und Vermeidungs- und Vereinfachungsstrategien abgebaut.

Charakteristisch ist die Erprobung von Sprachspielen, z.B. prosodisch gestalteten Silbenreihenspielen mit alternierenden Vokalen (Bsp.: „wiki – wuki – wiki, wuki – wiki – wiki, ...“) sowie das Erkennen und die freudige Reproduktion von Reimen. Reimwörter werden anfangs aber nur durch die allgemeine Ähnlichkeit im Wortklang und nicht etwa durch eine Analyse der Wortsegmente erkannt.

Die analytische Fähigkeit, Wortformen als lineare Reihe von Segmenten und Laute als Bedeutungsträger zu erfassen, reift bis zum Schuleintritt. Die Entwicklung verläuft dabei über verschiedene Ebenen vom Erkennen übergeordneter Gliederungsmerkmale zum Erkennen der Einzelsegmente selbst:

I.	*Ebene der silbischen Analysefähigkeit*: Analyse prosodischer, dynamischer und rhythmischer Elemente Erkennen der Silbenzahl

II.	*Ebene der subsilbischen Analysefähigkeit*: Analyse der Silbensegmente (Silbenkopf, -kern, -coda)

Epilinguistische Phase
— — — — — — — — — — — — — — — —
Metalinguistische Phase

III.	*Ebene der phonemischen Analysefähigkeit*: Differenzierte Betrachtung von Wörtern als lineare Abfolge von Einzellauten

In der *metalinguistischen* Phase wird Sprache zum Gegenstand von Sprache selbst. Die Kinder können über Sprache und ihre Phänomene differenziert sprechen.
In der Einschätzung zum Beginn dieser Entwicklung lassen sich drei verschiedene Positionen unterscheiden:

Von Anfang an	**Erst nach Abschluss der Sprachentwicklung**	**Im Schulalter**
Die Voraussetzung für metasprachliche Fähigkeiten ist mit der Geburt schon angelegt, wird aber erst im Alter von 2-3 Jahren daran erkennbar, dass die Kinder über die Kontrollmechanismen verfügen, die sie zur spontanen Fremd- und Eigenkorrektur befähigen und die ihnen Vergnügen am Reimen bereiten. Reimerkennung gelingt zunächst durch das Erkennen der Ähnlichkeit im Wortklang, aber noch nicht durch die Analyse von Segmenten.	Metasprachliche Fähigkeiten entwickeln sich in Abhängigkeit von der Hirnreifung und der kognitiven Entwicklung und sind erst im Vorschulalter ausgeprägt.	Metasprachliche Fähigkeiten entwickeln sich parallel und in Abhängigkeit vom Erwerb der Schriftsprache im Schulalter. Ohne die vollständig entfaltete subsilbische Analysefähigkeit ist eine metasprachliche Aktion nicht möglich. Metasprachliche Fähigkeiten entwickeln sich nicht von selbst, sie bedürfen der Anregung von außen.

Metasprachliche Fähigkeiten und phonologisches Wissen sind damit nahezu identisch. Die Kompetenz ist die gleiche, nur die Versprachlichung der Inhalte, die oft als Voraussetzung für den Nachweis solcher Fähigkeiten angesehen wird, ist noch nicht möglich.	Ein enger Zusammenhang von Sprache und Kognition wird angenommen, wobei die Sprache die abhängige Komponente der Entwicklung einer zunehmenden Abstraktionsfähigkeit ist.	Phonologisches Wissen ist zwar die Voraussetzung für die Entwicklung metasprachlicher Fähigkeiten, hat aber nicht die gleiche Kompetenz. Metasprachliche Fähigkeiten bedeuten „einen Schritt mehr“, sie setzen voraus, dass das Sprachsystem ausgereift ist.

Die für die metalinguistische Phase ausschlaggebende Bewusstheit über sprachliche Phänomene entwickelt sich aber nicht von alleine, sondern muss von außen angeregt werden. Sie bezieht sich auf:

Phonologische Bewusstheit
Fähigkeit, die phonologische Struktur eines Wortes unabhängig von dessen Bedeutung wahrzunehmen, zu analysieren und zu manipulieren (Stackhouse & Wells, 1997)

- Das Unterscheiden von Wortlängen
- Das Segmentieren von Wörtern in Silben und Laute
- Leistungen, die das Segmentieren-Können schon voraussetzen:
  - Synthese eines Wortes aus vorgegebenen Einzelsilben
  - Synthese eines Wortes aus vorgegebenen Einzellauten
  - Lautmanipulationen: Veränderung des Wortes durch Hinzufügen oder Weglassen von Lauten nach Vorgabe
  - Analytische Reimerkennung
  - Anlautanalyse: Mit welchem Laut fängt das Wort an?
  - Lautlokalisation im Wort
  - Ergänzen eines im Wort weggelassenen Lautes

Diese Leistungen stehen im Zusammenhang mit anderen metasprachlichen Leistungen:

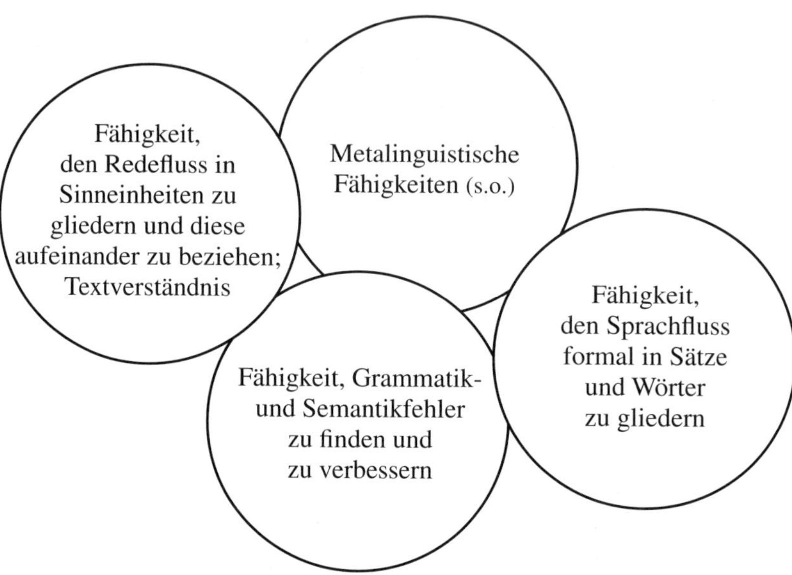

LRS-Risiko
für Kinder, die die 50-Wort-Schwelle erst weit nach dem 18. Monat erreicht haben

Die metalinguistische Phase wird also spätestens mit dem Schuleintritt erreicht und steht in engem Verhältnis zum Schriftspracherwerb. Kinder, die in der Sprachentwicklung auffällig waren, die in phonologischen Prozessen stecken blieben, oder sogenannte „late talkers" bringen ein höheres Risiko zur Entwicklung von Lese-Rechschreib-Schwächen mit.

- Perzeption

Im 2. Lebensjahr reift mit dem Wortverständnis auch die Fähigkeit, Laute als Bedeutungsträger innerhalb eines Wortes zu erkennen. Minimalpaare werden unterschieden, aber nur bei den Wörtern, deren Bedeutung dem Kind bekannt ist. Diese anfängliche enge Beziehung der phonologischen Differenzierung und der Semantik löst sich bis zum Schuleintritt. Bildet am Anfang die Semantik, das innere Bild und die an sie geknüpfte Hörerwartung, die Voraussetzung für einen Vergleich, können im Schulalter Worte auch ohne Bedeutungsbezug als reine Lautketten verglichen werden.

■ Kommunikationsebene

12-18 Monate

Auf der interpersonellen Ebene löst sich das symbiotische Verhältnis, das zwischen Bezugsperson und Kind im 1. Lebensjahr bestand. Das Kind begreift sich als eigenständige Persönlichkeit, die Wünsche und Bedürfnisse erst übermitteln muss. Sprache wird in ihrer eigentlichen Bedeutung als Informationen transportierendes Medium erkannt.

Triangularität:

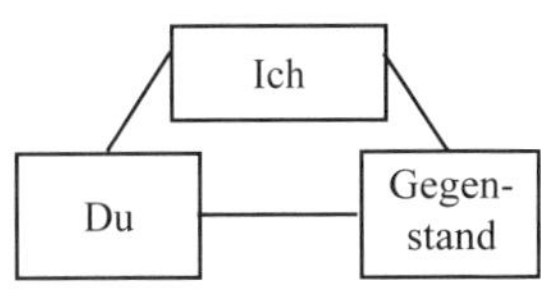

Im Spiel mit der Bezugsperson kann jetzt triangulärer Blickkontakt hergestellt werden.
Ein intensives Auseinandersetzen mit dem Gegenstand ist möglich, ohne den Kontakt zur Bezugsperson unterbrechen zu müssen. Aktive Spracherwerbsstrategien, wie z.B. einer Bezugsperson einen Gegenstand bringen und sie zu animieren, diesen zu benennen, werden eingesetzt.

18-24 Monate

Der Prozess der Ablösung erreicht wie die Ich-Entwicklung ihren Höhepunkt. Das eigene Spiegelbild wird erkannt, „ich" als Wort wird benutzt. Die Vorstellung eigener Grenzen, aber auch Hypothesen über die Art und Weise, wie die Welt funktioniert, entwickeln sich.

24-30 Monate

Kinder vollziehen im Sequenzspiel räumliche und zeitliche Abfolgen von alltagsbezogenen Handlungen nach, z.B. kochen, Tisch decken, essen.

Konnten die Kinder schon sehr früh spezifische Aufgaben innerhalb einer bestimmten kognitiven Kompetenz lösen (vgl. „Begriffsbildung", S. 17), hilft ihnen die Sprache und ihr erweitertes Weltwissen jetzt, kognitive Kompetenzen miteinander zu verknüpfen.

36 Monate

Die Frage „warum" zeigt das Interesse und die Fähigkeit, mehrere Informationen gedanklich in Beziehung zu setzen.

1.2 Einleitung zum Sprechverarbeitungsmodell

Das folgende Sprechverarbeitungsmodell ist an das Modell von Stackhouse & Wells (1997) angelehnt. Das Modell dient nicht nur dem besseren Verständnis der Sprechverarbeitungsprozesse, sondern ermöglicht es auch, die Hypothesen über die Ursachen phonologischer Störungen besser einordnen zu können.

Sprechverarbeitung (Grundmodell)

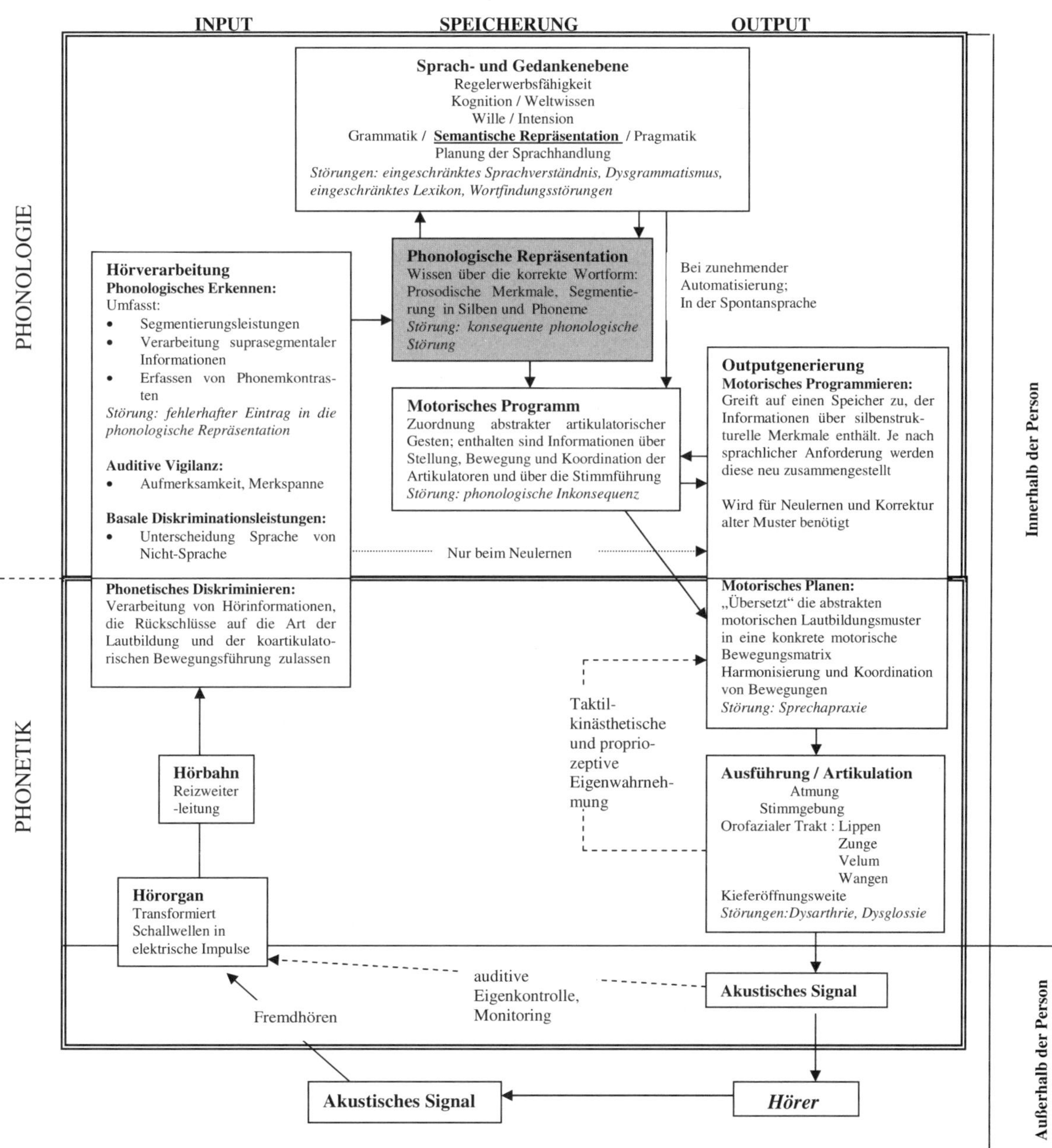

1.3 Aussprachestörungen

1.3.1 Einteilung

Aussprachestörungen lassen sich in phonologische, d.h. strukturelle und systemische Prozesse, und phonetische Abweichungen unterteilen. Nicht alle phonologischen (und auch phonetischen) Auffälligkeiten sind per se pathologisch. Einige von ihnen sind Teil einer physiologischen Kindersprachentwicklung und als solche Ausdruck von Kreativität, Regelerwerb und der dazu nötigen Vereinfachungen und Harmonisierungen. Die Strategien, die die Kinder in diesem Zusammenhang entwickeln, sind nicht grundsätzlich in allen Sprachen gleich, sondern haben auch muttersprachspezifische Merkmale. Die Kreativität und Möglichkeiten, die in den vermeintlichen „Fehlern" der Kinder liegen, ermöglichen es ihnen später, Verschleifungen in der Alltagssprache, Dialekte und die Veränderung von Wortmaterial in der Kunst zu analysieren und zu verstehen.

z.B. besondere prosodische Ausformung und eigene phonotaktische Regeln

Phonologische Prozesse	■ Silbenstrukturprozesse: Sie betreffen Veränderungen der Silbenstruktur, meist durch Wegfall eines Lautes am Silbenkopf oder der Silbencoda. Ergänzungen sind ebenfalls möglich.	Betroffen sind exponierte Silbenpositionen oder Mehrfachkonsonanz.
	■ Systemische Prozesse: Die Silbenstruktur bleibt erhalten. Laute werden durch andere ersetzt,	= Ersetzungsprozesse (Veränderung von Lauteigenschaften bzgl. Artikulationsort oder -art)
	oder innerhalb eines Wortes angeglichen.	= Assimilationen (Harmonisierung von Lauten innerhalb eines Wortes bzgl. Artikulationsort oder -art)
	■ Beide Prozessarten können sich überlagern.	
Phonetische Auffälligkeiten	■ Distorsionen (Lautentstellungen, Lautverzerrungen)	Schetismen: – Lateralität Sigmatismen: – Interdentalität – Lateralität Multiple Interdentalität Rhinophonie (Hyper-, Hypo-)

1.3.2 Glossar der phonologischen Prozesse

Vertreter der folgenden Einteilung sind Hacker & Wilgermein, Romonath, Wagner, Babbe, Dodd und Fox. Die Daten zur Einordnung der Kinder nach Altersangabe und Umfang der phonologischen Prozesse basieren im Wesentlichen auf den Untersuchungen von Fox & Dodd (1999).
Der Zeitpunkt der Aufarbeitung phonologischer Prozesse bei Kindern mit umfangreichen Sprachentwicklungsverzögerungen verschiebt sich entsprechend dem diagnostizierten Sprachentwicklungsalter nach hinten.

Schließt häufig Dysgrammatismus, Einschränkungen im Sprachverständnis, reduziertes Lexikon mit ein

1.3.2.1 Strukturelle Prozesse

Tilgung silbeninitialer Konsonanten (TIK):
Das silbenanlautende Phonem wird wortinitial und teilweise auch wortmedial ausgelassen.
Dieser Prozess muss bis zur zweiten Hälfte des dritten Lebensjahres aufgearbeitet sein und darf während dieser Zeit eigentlich nur vereinzelt auftreten, das Sprechprofil aber keinesfalls dominieren. Anlautprozesse treten nur bei wenigen Kindern auf und gehören deshalb zu den pathologischen Prozessen. Sie stehen für eine phonologische Störung.

[kam] → [ʔam], [fɪʃ]→[ʔɪʃ], [eləfant] → [eləʔant]

Nicht gewertet wird die Auslassung von /g/ im Partizip-Präfix /gə/. Dieses Phänomen nimmt innerhalb der Sprechentwicklungsdaten im Deutschen durch seine Kopplung an die Grammatik eine Sonderstellung ein.

[gəmaxt] → [ʔəmaxt]

Tilgung silbenfinaler Konsonanten (TFK):
Es handelt sich um einen Prozess, der ein sehr frühes Stadium der Lautsprachentwicklung repräsentiert und der normalerweise bis zum Alter von 2;5 Jahren aufgearbeitet ist. Häufig bezieht er sich auf das /l/ nach dem Schwalaut /ə/. Bis zu dem o.g. Zeitpunkt kann er als „physiologisch" betrachtet werden. Persistiert er darüber hinaus oder erstreckt er sich auf mehrere Konsonanten, ist er Ausdruck einer auffälligen Sprachentwicklung.

[i:gəl] → [i:gə]

Reduktion von Konsonantenverbindungen (RKV):
Sie kann relativ lange bestehen, sollte aber bis zur zweiten Hälfte des fünften Lebensjahres aufgearbeitet sein. RKV bedeutet, dass von zwei anlautenden Konsonanten einer und von drei anlautenden Konsonanten einer bzw. zwei getilgt werden. Der Häufigkeit nach ergeben sich silbeninitial folgende Muster:

[tʁɛpə] → [tɛpə]

- Bei Konsonantenverbindungen mit /ʁ/ wird meist /ʁ/ getilgt

[blu:mə] → [bu:mə], [lu:mə]

- Bei Konsonantenverbindungen mit /l/ wird entweder der erste oder der zweite Konsonant ausgelassen

[tsvi:bəl] → [vi:bəl], [θi:bəl]

- /tsv/ wird meist auf /v/, seltener bei gleichzeitiger Deaffrizierung auf /s/ oder /θ/ reduziert

[ʃvɑ:n] → [vɑ:n]

- /ʃ/ + zweiter Konsonant wird auf den zweiten Konsonant reduziert

[ʃtʁant] → [ʃʁant]

- /ʃtr/ und /ʃpʁ/ werden meist auf /tʁ/ bzw. /pʁ/ oder /ʁ/ reduziert, aber auch die isolierte Tilgung des Plosivlautes zu /ʃʁ/ ist möglich, allerdings deutlich seltener

[hant] → [han]

Silbenfinal tritt RKV deutlich seltener auf und steht dann oft im Zusammenhang mit umfangreicheren, pathologischen Störungsbildern. Meist bleibt der erste Konsonant erhalten.

[bananɘ]→[banɘ]

Tilgung betonter Silben (TBS):
Eher untypischer, pathologischer Prozess.

[banɑ:nɘ]→[nɑ:nɘ]
[elɘfant]→[fant]

Tilgung unbetonter Silben (TUS):
Dieser Prozess, der typischerweise mit Kindersprache in Verbindung gebracht wird, kann bis zum Alter von 2;5 Jahren auftreten. Reduziert werden meist dreisilbige Wörter.

[bo:t] → [bobo]
[tɛlɐ] → [tɛtɛ]
[beɐ] → [be:beɐ]

Silbenreduplikation (Red):
Steht für ein frühes Entwicklungsstadium. Verdoppelt wird – meist komplett – die betonte Silbe zweisilbiger Wörter. Reduplikationen können auch in Zusammenhang mit der Übertragung prototypischer struktureller Merkmale zweisilbiger Wörter der Zielsprache auf Einsilber stehen.

IntrK: [guɐkə] → [guɐkʁə]
IntrV: [blu:mə] → [bəlu:mə]

Addition (Add) *oder Intrusive Phoneme* (IntrV = intrusiver Vokal, IntrK = intrusiver Konsonant):
Ein Laut, der ursprünglich nicht in das Zielwort gehört, wird dort eingebaut. Dieser Prozess ist, soweit er nicht semantisch motiviert ist und zu einem anderen sinnvollen Wort führt, pathologisch.

1.3.2.2 Systemische Prozesse

■ Ersetzungen:
Vorverlagerungen (VV):
Laute einer hinteren Artikulationszone werden durch die entsprechenden Laute einer vorderen Artikulationszone ersetzt. Merkmale wie Artikulationsart und Stimmhaftigkeit bleiben dabei meist erhalten. Vorverlagerungen gehören zu den häufigsten phonologischen Prozessen und können die Laute /k/, /g/, /ŋ/, /ʃ/ und /ç/ betreffen.
Der Nasal /ŋ/ wird nach /n/ vorverlagert, ein Prozess, der häufig bis zur Mitte des dritten Lebensjahres überwunden ist und meist in Kombination mit der Vorverlagerung von Plosiven auftritt. Die Vorverlagerung der Plosive /k/ und /g/ nach /t/ bzw. /d/ ist normalerweise bis zur Vollendung des dritten Lebensjahres aufgearbeitet. Die Vorverlagerung der Sibilanten /ʃ/ und /ç/ nach /s/ oder /ɵ/ nimmt demgegenüber erfahrungsgemäß eine eigene Stellung ein, was auch bei der Lautauswahl in der Therapie berücksichtigt werden muss. Sibilanten können bis zum Ende des vierten Lebensjahres vorverlagert sein. Erst wenn die Prozesse über diese Dauer hinaus persistieren, gelten sie als pathologisch.

VV von Nasalen:
[haŋ] → [han]
[baŋk] → [bant]
VV von Plosiven:
[ke:fɐ] → [te:fɐ]
VV von Sibilanten:
[kiʁçə] → [kiʁsə], [kiʁɵə]
oder zusammen mit VV von Plosiven auch [tiʁɵə]

Andere Vorverlagerungen (z.B.: /n/ nach /m/ oder /s/ nach /f/) sind selten und stehen, wenn sie keine Ausnahme darstellen, meist im Zusammenhang mit einer umfangreicheren pathologischen-Symptomatik wie etwa einer inkonsequenten phonologischen Störung.

Rückverlagerungen (RV):
Rückverlagerung bedeutet, dass Phoneme einer vorderen Artikulationszone durch Phoneme einer hinteren Artikulationszone ersetzt werden. Artikulationsart und Stimmhaftigkeit bleiben dabei meist erhalten. Die Rückverlagerung von Sibilanten (/z/, /s/ und /ʃ/ nach /ç/) ist für Kinder bis zum Ende des dritten Lebensjahres eine mögliche Vereinfachungsstrategie. Sie kann generell angewendet werden, aber auch an eine bestimmte Silbenposition gebunden sein.
Die Rückverlagerung von /t/, /d/ und /n/ nach /k/, /g/ und /ŋ/ ist, abgesehen von Assimilationen, normalerweise nicht Bestandteil der Lautsprachentwicklung und damit immer pathologisch.

[mʊʃəl] → [mʊçəl]

Nach A. Fox kommen Rückverlagerungen von Sibilanten vor allem wortmedial vor

[tu:bə] → [ku:bə]

Glottale Ersetzungen (Glott Er):
Sie können bis zur Mitte des dritten Lebensjahres auftreten und betreffen in der Regel das Phonem /ʁ/, das durch /h/ ersetzt wird. Werden andere Phoneme durch /h/ ersetzt, gilt dies immer als pathologisch.

[ʁo:zə] → [ho:zə]

[zi:p] → [ni:p]
[fo:gəl] → [fo:gən]

Nasalisation (Nas):
Sie kann bis zur Mitte des dritten Lebensjahres auftreten, darf aber nur wenige Items betreffen. Der Artikulationsort bleibt meist erhalten. Tritt sie häufiger auf und/oder bleibt der Artikulationsort nicht erhalten, ist sie Warnsignal für eine pathologische Entwicklung. Die Nasalisation darf nicht verwechselt werden mit der organisch bedingten Nasalierung bei Lippen-Kiefer-Gaumen-Segel-Spalten. Sie zählt als Distorsion, wie z.B. auch der Sigmatismus interdentalis, zu den phonetischen Störungen.

[mɑ:l] → [mɑ:j]
[fi:l] → [fi:a]

Vokalisierung /l/ (Vok /l/):
Das Phonem /l/ wird durch einen Vokal, je nach Stimmeinsatz meist durch /i/ bzw. /j/, ersetzt, selten durch /a/. Dieser Prozess kommt isoliert sehr selten vor und wird zu den pathologischen Prozessen gerechnet.

[fɑ:nə] → [pɑ:nə]
[vanə] → [banə]
[mɛsɐ] → [mɛtɐ]
[ʃu:] → [tu:]
[ɪç] → [ɪt]
[hɑ:zə] → [hɑ:də]
[bu:x] → [bu:k]

Plosivierung (Plos):
Die Plosivierung von Frikativen repräsentiert ein sehr frühes Stadium der Lautsprachentwicklung und kann bis in das dritte Lebensjahr hinein auftreten. Dabei darf die Plosivierung nicht konstant auftreten und Artikulationsort und Stimmhaftigkeit müssen als Merkmale des ersetzten Lautes erhalten sein.
Plosivierungen gelten zu o.g. Alter und Häufigkeit noch als physiologisch, sind aber Warnsignale für eine auffällige Lautsprachentwicklung. Abweichende Plosivierungsmuster oder ein Persistieren der Symptomatik über die Mitte des dritten Lebensjahres hinaus sind pathologisch.

/f, v, s, z, ʃ, ç/ → /ɵ/

Allophonischer Gebrauch von Lautklassen (AlloL):
Bei diesem pathologischen Prozess wird eine ganze Lautklasse durch ein einziges Phonem dieser Lautklasse ersetzt.

Bevorzugter Laut (BL):
Dieser Prozess ist ebenfalls nicht Bestandteil der normalen Lautsprachentwicklung und damit pathologisch. „BL" bedeutet, dass fast alle Anlaute betonter Silben durch ein bestimmtes Phonem ersetzt werden. Häufig verwendete Laute sind solche, die innerhalb der Lautsprachentwicklung in einem frühen Stadium erworben werden: /h/, /m/, /n/, /b/, /p/, /d/ oder /t/.

[ty:ɐ] → [tu:ɐ]
[ˀɛntə] → [ˀantə]
[banɑ:nə] → [benɑ:nə]

Vokalfehler (Vok):
Ein Vokal wird durch einen anderen ersetzt.
Vokalfehler können unterschiedliche Qualität haben:
- Austausch von Vokalen ohne Veränderung der Betonungsstruktur im Wort und ohne Veränderung der Vokallänge

– Im Zusammenhang mit der Veränderung der Betonungsstruktur im Wort, wenn z.B. die betonte und unbetonte Silbe gleichwertig behandelt werden. Hier ändert sich auch die Vokallänge

[ho:zə] → [ho:zɑ]

Vokalfehler tauchen verstärkt bei Patienten mit Hörstörungen auf. Entwicklungsbedingt ist die Fehlerrate nur gering (s. Fox, 2003, S. 66). Aufgrund des seltenen Vorkommens gelten Vokalfehler als Warnsignal für eine pathologische Entwicklung.

Austausch von Nasalen:
Ein Teil dieses Phänomens lässt sich unter dem Aspekt Vor- oder Rückverlagerung, was typischerweise für /n/ und /ŋ/ gilt, oder als Assimilation beschreiben. Die Ersetzung von /m/ durch /n/ oder umgekehrt – möglicherweise sogar wechselnd – hat aber u.U. auch eine eigene Störungsqualität, da es sich um früh erworbene Laute handelt. Wenn der Austausch gehäuft auftritt, gilt dies als Kennzeichen einer pathologischen Entwicklung.

[mʊti] → [nʊti]
[maxt] → [naxt]

Affrizierung (Affr):
Ein eher ungewöhnlicher Prozess, der, wenn er nur vereinzelt auftritt, nicht als pathologisch einzuordnen ist.

[flø:tə] → [pflø:tə]

Deaffrizierung (DeAffr):
/pf/ wird zu /f/ und /ts/ zu /s/. Die Deaffrizierung von /ts/ persistiert häufiger als die „DeAffr" von /pf/ und gilt bis zum Beginn des dritten Lebensjahres noch als physiologisch.
Deaffrizierungen, die dialektal bedingt sind, können vernachlässigt werden.

[katsə] → [kasə]
[pfe:ɐt] → [fe:ɐt]

Sonorierung / Desonorierung (Son / DeSon):
Dialektale Bedingtheit gilt z.T. auch für die Sonorierung oder Desonorierung von Plosiven und /z/. Beides kann diagnostisch und therapeutisch vernachlässigt werden. Für sich betrachtet gehören Veränderungen der Stimmhaftigkeit zu einem frühen Stadium der Lautsprachentwicklung, sie können bis ins dritte Lebensjahr hinein vorkommen.

[to:n] → [do:n] = Son
[bo:t] → [po:t] = DeSon

Das Auftreten der Desonorierung von Konsonantenverbindungen (DeSonKV) ist zeitlich an deren Erwerb gekoppelt.

[blu:t] → [plu:t]

Veränderung von Konsonantenverbindungen (VKV):
Hierbei handelt es sich um einen pathologischen Prozess. Die Anzahl der Elemente der Konsonantenverbindung bleibt erhalten, die Phoneme werden aber unerklärbar (keine anderen phonologischen Prozesse in der Veränderung nachweisbar) ersetzt.

[blu:mə] → [ʃʁu:mə]

[lokomoti:və] → [mokoloti:və]

Metathese (Meta):
Zwei Phoneme werden innerhalb eines Wortes miteinander vertauscht. Tritt nur vereinzelt auf, vorwiegend bei Wörtern mit drei und mehr Silben. Gilt bei häufigerem Auftreten als pathologisch.

- Assimilationen (Ass):

Sie sind nach A. Fox nur dann als pathologisch einzustufen, wenn von 100 Items mehr als 5 betroffen sind. Assimilationen sind Phonemangleichungen innerhalb eines Wortes. Dabei werden Parameter wie Artikulationsort oder -art verändert. Assimilationen werden differenziert nach Kontakt- und Fernassimilationen sowie nach regressiver und progressiver Assimilation.

[tʁaum] → [kʁaum]

Kontaktassimilation (KontAss):
Ein Phonem beeinflusst sein im Wort unmittelbar benachbartes Phonem. Die häufigste Form dieser Assimilation mit ganz eigener Problematik (Therapieansatz vgl. S. 161) bezieht sich auf die Konsonantenverbindung /tʁ/, die nach /kʁ/ verändert wird. Es handelt sich um eine Angleichung nach dem Artikulationsort.

Beispiel für regressive Assimilation
- Angleichung des Artikulationsortes: [fʁantsø:zɪʃ] → [fʁantʃø:ʃɪʃ] [ne:mən] → [me:mən]
- Angleichung der Artikulationsart: [nɑ:zə] → [ɵɑ:ɵə]

Regressive Assimilation (RegrAss):
Ein Merkmal (Artikulationsort oder -art) eines im hinteren Bereich des Wortes befindlichen Phonems wird auf ein weiter vorne befindliches Phonem übertragen.

Beispiel für progressive Assimilation
- Angleichung des Artikulationsortes: [bu:x] → [bu:f]
- Angleichung der Artikulationsart: [bu:x] → [bu:k]

Progressive Assimilation (ProgrAss):
Ein Merkmal eines vorne im Wort befindlichen Phonems wird auf ein weiter hinten befindliches Phonem übertragen.
Um den diagnostizierten Prozess als Assimilation und nicht als Plosivierung interpretieren zu können, dürfen Plosivierungen an anderen Items nicht in signifikanter Weise auftreten.

1.3.3 Zusammenfassung

Kinder können einen oder mehrere phonologische Prozesse zeigen, pathologische und physiologische zugleich. So können Wörter mehreren Prozessen gleichzeitig unterworfen sein.

Beispiele: [fo:gəl] → [po:dəl] = Plos + VV (oder: Ass + VV)
[gɑ:bəl] → [dɑ:bə] = VV + TFK

Ausspracheabweichungen können unterschiedlich interpretiert werden. Die Entscheidung, um welchen Prozess es sich im Zweifelsfall handelt, richtet sich nach der Wahrscheinlichkeit, mit der er sich ins Störungsprofil des Patienten einpasst.

Beispiel: [fo:gəl] → [po:gəl] kann eine Plosivierung, aber auch eine regressive Assimilation sein.

Die phonologischen Prozesse lassen sich in physiologisch und pathologisch einordnen. Physiologisch sind sie gebunden an einen zeitlichen Rahmen, in dem sie auftreten können, aber nicht müssen. Auffällig können sie im Sinne von „*verzögert*" (= Persistieren eines oder mehrerer physiologischer Prozesse über diesen zeitlichen Rahmen hinaus) oder „*gestört*" (= von Anfang an innerhalb der Lautsprachentwicklung [LSE] nicht zulässiger Prozess) sein.

Im Klassifikationsmodell kindlicher Aussprachestörungen nach Dodd, 1995, äußert sich das darin, dass das Auftreten physiologischer Prozesse über die übliche Zeitspanne hinaus als phonologische Verzögerung klassifiziert wird. Das Auftreten bereits eines pathologischen phonologischen Prozesses führt zur Klassifikation als phonologische Störung, da hierfür ein spezifisches Defizit im Bereich des phonologischen Erkennens angenommen wird.

Die folgende Tabelle ordnet häufig auftretende Prozesse entsprechend ein:

Prozess	Kann physiologisch vorkommen bis ... und gilt ab da als LSE-Verzögerung	Immer pathologisch und steht für eine LSE-Störung
TIK		X
TFK	Tilgung /l/ nach Schwalaut, bis 2;5 Jahre	Umfangreiche Tilgung mehrerer Konsonanten
RKV	Silbeninitial, bis 4;0 Jahre	Wortfinal, bei häufigerem Auftreten
TBS		X
TUS	1-5 von 100 Wörtern, bis 2;5 Jahre	
Add (IntrK / IntrV)		X
VV	/k/, /g/ bis 3;0; Sibilanten bis 4;0; /ŋ/ bis 2;5 Jahre	
RV		X
Glott Er /x/	Bis 2;5 Jahre	Glott Er anderer Konsonanten
Nas		X
Vok /l/		X
Plos	Bis 2;5 Jahre, wenn Artikulationsort und Sonorität im Prozess erhalten und nur einzelne Items betroffen sind	X
AlloL		X
BL		X
Deaffr	/ts/, bis 3;0 Jahre	
Son / DeSon		Kann auch beim Schriftsprach-erwerb zu Komplikationen führen
VKV		X
Meta		Bei gehäuftem Auftreten
KontAss	Bis 4;0 Jahre	
Ass		Bei gehäuftem Auftreten (mehr als 5 von 100 Items)

1.4 Einteilung und Beschreibung der phonologischen Störungen

Kriterien, die für die Einteilung phonologischer Störungen von Bedeutung sind:

- Umfang und Schweregrad der Störung sind abhängig von der mit der phonologischen Störung verbundenen Einschränkung der Kommunikationsfähigkeit und der Häufung diverser phonologischer Prozesse.
- Zuordnung von Ursachen:
  - anhand von medizinisch greifbaren Ursachen wie Hörstörungen, Komplikationen während Schwangerschaft und Geburt, oder genetische Defekte;
  - anhand der Zuordnung der Störungsebene innerhalb linguistischer Sprechverarbeitungsmodelle (z.B. Hewlett oder Stackhouse & Wells);
  - in Bezug auf den entwicklungspsychologisch beschreibbaren, allgemeinen Entwicklungsstand des Kindes und seine kognitiven Fähigkeiten.
- Beschreibung des Symptoms: die Art des phonologischen Prozesses und seine Einordnung nach „physiologisch" und „pathologisch".

vgl. Tabelle S. 42

- Qualitatives Merkmal: Mit welcher Konsequenz treten die Symptome auf? Werden phonologische Abweichungen, die ein Phonem eines bestimmten Items betreffen, beim Patienten immer auf die gleiche oder auf unterschiedliche Weise realisiert?
- Grammatische und prosodische Auffälligkeiten, die auf eine umfassendere Sprachstörung hinweisen.
- Bezug zu übergeordneten phonologischen Leistungen: Segmentierung eines Wortes in Silben, Reimerkennung und -produktion, Lautsynthese zum Wort, Lautanalyse, Lautlokalisation, Wortlängenunterscheidung.
- Die Differenz von Sprachentwicklungsalter und Lebensalter sowie die Einschätzung altersspezifischer Auffälligkeiten. Dabei können auch schon die frühen Phasen der Sprachentwicklung das Risiko zu einer pathologischen Entwicklung zeigen. Risikokinder sind in diesen frühen Phasen vor allem solche, die:
  - kaum Imitationsversuche zeigen
  - streng genommen schon in den Schreiphasen rhythmisch und prosodisch wenig explorieren oder Gliederungsmerkmale zeigen
  - keine Spezifikation auf die Muttersprache im Übergang von der ersten zur zweiten Lallphase zeigen

Vorsprachliche Phase und Phase ersten sprachlichen Handelns; vgl. S. 18ff

  - im Bereich auditiver Basisleistungen auffällig sind
  - in der Verarbeitung auditiver Reize verlangsamt sind
  - nicht triangulieren oder wenig Blickkontakt aufbauen
- Repräsentativer Status der Vergleichsgruppe, die als „normal" eingestuft wird.

Eine für den deutschsprachigen Raum gültige Klassifikation, die für Kinder von zwei Jahren bis zum Schuleintritt die oben genannten Kriterien weitgehend berücksichtigt, wurde von Fox & Dodd (1999) entwickelt. Phonologisch bedingte Aussprachestörungen werden hier eingeteilt in:

Verzögerte phonologische Entwicklung

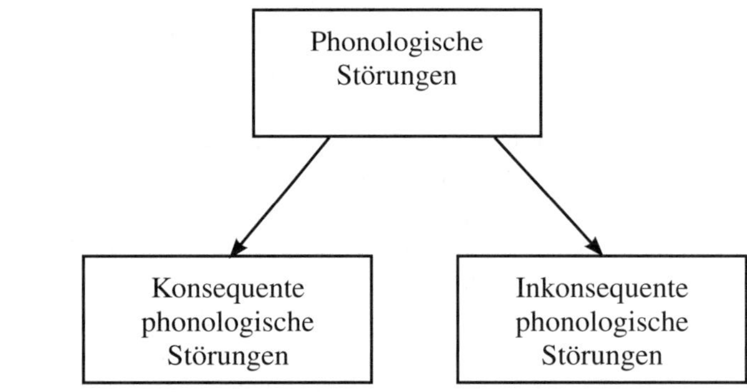

1.4.1 Verzögerte phonologische Entwicklung

Störungsbeschreibung:

Kinder mit phonologischen Entwicklungsverzögerungen zeigen nur Prozesse, die entwicklungsbedingt vorkommen können und somit als physiologisch gelten. Verzögert ist ein Prozess dann, wenn er ein halbes Jahr und länger über den Zeitraum seiner Aufarbeitung hinaus besteht. Die Anzahl der persistierenden phonologischen Prozesse ist meist gering. Das Sprachprofil (Syntax, Morphologie, Lexikon, Pragmatik) kann abgesehen von diesen Prozessen altersgerecht sein. Häufig haben Kinder, die in einem phonologischen Prozess „stecken bleiben", ein altersgemäßes Wissen über das muttersprachliche phonologische System und wenige Probleme beim Eigenhören. Einschränkungen im orofazialen Bereich sind selten, ebenso parallel auftretende Entwicklungsrückstände in den Teilleistungsbereichen oder kognitive Einschränkungen.

Häufige Symptome:

- Vorverlagerung von velaren Plosiven
- Vorverlagerung von Sibilanten
- Glottale Ersetzung /ʁ/
- Kontaktassimilation
- Reduktion von Konsonantenverbindungen

Ursachen:
Als Ursache kommen Schallleitungskomponenten durch gehäuft auftretende Mittelohrinfekte infrage. Sie können für die Lautsprachentwicklung sensible Phasen betreffen und ab einem Hörverlust von 30 dB die Differenzierung von Plosiven und Frikativen einschränken. Doch ist in der Praxis anamnestisch häufig eine audiogene Ursache nicht (mehr) zu erheben, d.h., dass pathogene Ursachen aus dem HNO-Bereich nicht zwingend sind. Oft bleiben die Ursachen im Dunkeln. Psychogene Faktoren, wie etwa Rivalitätsgefühle gegenüber einem kleineren Geschwister, die dann zu regressivem Sprachgebrauch führen, Zwillingssprache oder sprachentwicklungsbezogene Reaktionen auf Deprivation sind eher die Ausnahme.

Therapie:
Die Chance, dass Kinder auch mit einer Verzögerung von 6 Monaten ihren phonologischen Prozess noch aufarbeiten, ist grundsätzlich vorhanden, nimmt aber mit fortschreitender Zeit ab. Deshalb kann nach der Erstuntersuchung und Einschätzung des Therapeuten in Absprache mit den Eltern und dem überweisenden Arzt zunächst ein halbes Jahr Wartefrist vereinbart werden, um die Kinder – wenn es dann noch nötig ist – zu behandeln.
Mögliche phonologische Therapieverfahren sind z.B. die Minimalpaar-Therapie, Metaphon und P.O.P.T. Aber auch die Behandlung nach der klassischen, phonetisch-orientierten Artikulationstherapie ist möglich.

1.4.2 Konsequente phonologische Störungen

Störungsbeschreibung:
Anders als bei Kindern mit verzögerter Entwicklung dominieren hier phonologische Prozesse das Sprechprofil, die nicht als entwicklungsbedingt betrachtet werden können. Sie sind in diesem Sinne untypisch und zeigen in der Art der Vereinfachung und Harmonisierung, dass basale Merkmale der Zielsprache nicht erkannt wurden und immer noch nicht erkannt werden. Die Symptome haben nur eine geringe Chance zur Spontanremission.
Gegenüber entwicklungsverzögerten Kindern zeigen Kinder mit konsequenten phonologischen Störungen häufiger Auffälligkeiten im morphologisch-syntaktischen und/oder semantisch-lexikalischen Bereich.
Untersuchungen haben ergeben, dass phonologisch gestörte Kinder mit einer hohen Wahrscheinlichkeit auch schon in der vorsprachlichen Phase auffällig sind. Markanterweise ist ihre Analyse- und Regelerwerbsfähigkeit eingeschränkt. Zvi Penner führt

vgl. Zvi Penner, 2005

Häufige Symptome:
- Rückverlagerung von alveolaren Plosiven
- Rückverlagerung von Sibilanten
- Plosivierung von Frikativen
- Allophonischer Gebrauch von Lautklassen
- Bevorzugter Laut
- Vokalisierung /l/
- Assimilationen (häufiger regressiv als progressiv)
- Tilgung silbeninitialer Konsonanten
- Häufige Tilgung unbetonter Silben
- Tilgung betonter Silben
- Addition (Intrusiver Konsonant oder Vokal)
- Reduplikation

Parallel können auch Symptome auftreten, die als Merkmal einer phonologischen Entwicklungsverzögerung einzuordnen sind (s.o.)

dies auf die verzögerte Hörbahnreifung während der sensiblen Phasen im ersten Lebensjahr zurück. Was im ersten Lebensjahr, vor allem um den 6. Monat herum, mithilfe der BERA (Brainstem-Evoked-Response-Audiometry = Hirnstammaudiometrie) messbar ist, kann zu einem späteren Zeitpunkt der Sprachentwicklung unauffällig sein – das Defizit aber bleibt. Die Problematik kann bis in die Schulzeit hinein bestehen und führt zu einem erhöhten LRS-Risiko: ca. 30-40% aller Kinder mit phonologischen Störungen werden LRS-auffällig; ca. 90% aller LRS-Kinder waren vor dem Schriftspracherwerb phonologisch auffällig oder haben noch evidente phonologische Störungen.
Auch die auditive Eigenwahrnehmung ist schlechter als die von entwicklungsverzögerten Kindern.
Die Verständlichkeit mancher Kinder ist so stark eingeschränkt, dass sie sich kommunikativ zurückziehen, sehr vorsichtig und unsicher in neue Situationen hineingehen und zunehmend Störungsbewusstsein entwickeln.

Ursachen:
„Sprachschwächetypus“: Auffallend ist eine gegenüber Entwicklungsverzögerungen häufiger auftretende familiär bedingte Disposition.

Soziale Indikation: Kinder mit schweren Störungen kommen häufiger als andere Patienten aus sozial schwierigen Verhältnissen.

Zunehmende Überflutung mit akustischen Reizen (zu viel, zu laut, permanente Beschallung).

„Telesitting“: Deprivation vor den Medien. Sprachliche Angebote, selbst solche, die Kinder als Zielgruppe haben, sind zu schnell, schlecht gegliedert und prosodisch verzerrt.

Linguistisch: Prosodische Gliederungsmerkmale und Lautkontraste der Zielsprache werden möglicherweise schon sehr früh nur unzureichend erfasst. Die verzögerte Hörbahnreifung ist dafür eine mögliche Ursache (messbar als Verlangsamung der Reizverarbeitung, lange Latenzzeiten). Die Kinder können die Gliederungsmerkmale nicht hinreichend erkennen und weniger Strategien entwickeln, um zielsprachbezogene Regeln zu erwerben.
Die Störungsebene im Sprechverarbeitungsmodell ist das „phonologische Erkennen“ und damit auch eine fehlerhafte phonologische Repräsentation. Fox & Dodd (1999) machen das u.a. daran fest, dass phonologisch gestörte Kinder anders als phonologisch entwicklungsverzögerte Kinder zwischen Unsinnwörtern, die sich an die phonotaktischen Regeln der Muttersprache halten (legale

Neologismen), und Unsinnwörtern, die gegen diese Regeln verstoßen (illegale Neologismen), weniger gut oder gar nicht unterscheiden. Kinder, die phonologisch entwicklungsverzögert sind, ziehen legale Neologismen den illegalen vor.

Therapie:
Die klassische Artikulationstherapie ist in ihrer Anwendung auf konsequente phonologische Störungen kontraindiziert. Sie erfasst den Kern der Störung nicht, der im Bereich des phonologischen Erkennens liegt, bietet also auch keine adäquaten Lösungen, überfordert die Kinder und kann die Symptomatik dadurch sogar verfestigen.
Angemessene Behandlungswege zeigen die phonologischen Therapieverfahren. Die Behandlung sollte so früh wie möglich beginnen.

1.4.3 Inkonsequente phonologische Störungen

Störungsbeschreibung:
Alle möglichen phonologischen Prozesse können – in Kombination – das Sprechprofil prägen. Charakteristisch ist, dass die Symptomatik, die ein bestimmtes Wort betrifft, bei Wiederholungen eben dieses Wortes nicht gleich bleibt. Die Symptomatik nimmt mit der Steigerung der Komplexität der Wortform (Silbenzahl, Betonung, Silbenstruktur) eines Wortes zu.
Als Kriterium für die Klassifikation einer inkonsequenten phonologischen Störung wird eine Inkonsequenzrate von 40% definiert. Im Vergleich dazu liegt die Inkonsequenzrate im regulären Spracherwerb während des Erwerbszeitraumes der ersten ca. 80 Wörter bei 10%.
Kinder mit inkonsequenten phonologischen Störungen haben häufig eine gut ausgeprägte phonologische Bewusstheit und ein gutes phonologisches Wissen über das Muttersprachsystem. Sie sind sich ihrer Inkonsequenz häufig nicht bewusst.
Auffälligkeiten in anderen Bereichen der Sprache (Syntax, Morphologie) sind möglich, prosodische Auffälligkeiten fast obligatorisch.
Wörter sind, wenn sie unmittelbar nachgesprochen werden, oft näher am Zielwort als bei spontaner Produktion. Wird das nachgesprochene Wort wiederholt oder zwischen zwei Wiederholungen eine längere Pause gelassen, kann die Fehlerquote wieder zunehmen. Inkonsequente phonologische Störungen kommen im Verhältnis zu allen anderen phonologischen Störungen oder Entwicklungsverzögerungen eher selten vor.

Ursachen:
Über Ursachen sind derzeit nur Hypothesen möglich: Die Störungsebene im Sprechverarbeitungsmodell ist das „Motorische Programm", das keine zuverlässigen Informationen enthält. Das kann daran liegen, dass Informationen aus der „Phonologischen Repräsentation" nicht lange genug im Arbeitsspeicher „wach gehalten" werden, um verlässliche motorische Programme an die Phonemkette eines Wortes zu koppeln. Anamnestisch signifikant ist die Häufung prä- oder perinataler Ursachen.

Therapie:
Spontanremissionen sind nicht zu erwarten. Die Behandlung sollte so früh wie möglich beginnen. Behandlungsziel ist die gleichbleibende Realisation von Worten. Ein Erfolg stellt sich ein, wenn die Inkonsequenzrate rückläufig ist, das heißt, die Kinder erkennen, dass es phonologische Regelhaftigkeiten gibt, und wenden sie an. Man toleriert das Auftreten und die Klärung phonologischer Prozesse, die dann als konsequente phonologische Störung klassifiziert und ebenso weiterbehandelt werden.
Artikulationstherapie ist nicht angezeigt und auch phonologische Verfahren bringen zunächst nicht den gewünschten Effekt. Letztere kommen zum Einsatz, wenn die Inkonsequenz-Therapie zum Erfolg geführt hat. Inhalte der Inkonsequenz-Therapie können dabei durchaus Bestandteil der Behandlung bleiben.
Die Behandlung inkonsequenter Störungen dauert lang und kann, je nach Umfang der Störung, bis in die Schulzeit erforderlich sein.

Vertiefende Literatur

- *Szagun, Gisela (2008): Sprachentwicklung beim Kind. Beltz, Weinheim*

Die Autorin liefert mit ihrem Buch, das immer weiter aktualisiert und überarbeitet wird, seit fast 30 Jahren die Grundlagen zum Verständnis der Entwicklungslinien und Zusammenhänge innerhalb des kindlichen Spracherwerbs. Nach einer Einführung in das System Sprache stehen die Inhalte der Sprachentwicklung im Mittelpunkt: die Entwicklung phonologischen und prosodischen Wissens, Aufbau und Erwerb morphologischer und syntaktischer Strukturen und der Erwerb von Wortschatz und Wortbedeutungen. Ein Kapitel widmet sich der Beziehung zwischen Denken und Sprache. Der Einfluss der Sprache, die Erwachsene an Kinder richten, wird ebenso beleuchtet, wie die individuellen Entwicklungsunterschiede im Spracherwerb. Abschließend werden neurobiologische Grundlagen, wirksame Lernmechanismen und theoretische Ansätze zum Spracherwerb diskutiert. In die Diskussion fließen die Ergebnisse der bisher umfangreichsten Datenerhebung der Universität Oldenburg zum Spracherwerb deutschsprachiger Kinder mit ein. Viele Beispiele zur Spontansprache, Querbezüge, Merksätze zu jedem Abschnitt und die Übungsaufgaben stellen sicher, dass sich nach Abschluss der durchaus anspruchsvollen Lektüre ein umfassendes Grundverständnis des kindlichen Spracherwerbs in seinen verschiedenen Aspekten aufgebaut hat.

- *Ayres, Jean (1984, 2002): Bausteine der kindlichen Entwicklung. Springer, Berlin*

In dem ursprünglich für Eltern konzipierten Werk legt Ayres die Grundlagen der sensorischen Integration dar. Indem sie den Leser an der schrittweisen Entwicklung der kindlichen Fähigkeiten teilhaben lässt, beschreibt sie konkret, welche Sinnesleistungen und Verknüpfungen dieser zugrunde liegen. Kenntnisse über die Arbeitsweise des Gehirns bei der Integration von Sinnesreizen sind die Basis für das Verständnis der von Integrationsstörungen betroffenen Kinder. Sehr eindrücklich beschreibt sie die Empfindungen und Symptome der Kinder, denen es nicht gelingt, die Informationen aus der Umwelt so zu verarbeiten, dass sie sich selbst sinnvoll handelnd mit dieser Umwelt auseinandersetzen und lernen können. Abgerundet wird das Buch durch einen Einblick in die sensorische Integrationstherapie.

- *Zollinger, Barbara (2007): Die Entdeckung der Sprache. Paul Haupt Verlag, Bern, 7. Auflage*

In diesem Klassiker (Erstauflage 1995) gelingt es Barbara Zollinger, die Lücke zwischen der vorsprachlichen und der sprachlichen

Entwicklung zu schließen. Sie zeigt auf, wie das Kind zunächst einzelne Fertigkeiten auf der Handlungsebene, der Interaktionsebene und der sprachlichen Ebene erwirbt und sukzessive miteinander verknüpft. In der Triangulation, der Verbindung der gegenständlichen Welt mit der Welt der Personen und dem Selbst, zeigen sich grundlegende Erkenntnisse für die Entwicklung von Sprachverständnis und schließlich auch der Sprachproduktion. Die entwicklungspsychologisch wichtigen Aspekte der Individuationsentwicklung und der interpersonellen Kommunikation werden logisch konsequent integriert. Dieses Buch stärkt den Blick für Zusammenhänge verschiedener Aspekte der kindlichen Entwicklung. Die Stärke liegt in dem interdisziplinären Ansatz, der entwicklungspsychologische, sprachtherapeutische und motorisch-handlungsorientierte Konzepte zusammenführt.

Linguistische Grundlagen

- *Storch, Günther (2002): Phonetik des Deutschen für sprachheilpädagogische Berufe. Storch-Verlag, Stockach*

Ein übersichtlich aufgebautes, logisch strukturiertes Arbeitsbuch, das die elementaren Grundkenntnisse in Phonetik wirklich auf den Punkt bringt. Eine klare, gut verständliche Sprache und der konkrete Bezug auf logopädische Arbeitsfelder machen die phonetischen Inhalte begreifbar und anwendbar. Nach Bearbeitung eignet sich das Buch auch als Nachschlagewerk. Viele große Abbildungen, Tabellen und Gegenüberstellungen machen das Buch leicht lesbar. Eine hilfreiche Ergänzung zum Unterrichtseinstieg in diesen Fachbereich.

- *Grassegger, Hans: Phonetik, Phonologie. Reihe Basiswissen Therapie. Schulz-Kirchner, Idstein, [3]2006*

Die fundierte Variante, grundlegend, ohne für Einsteiger zu komplex zu sein, gewährt umfassende Einsicht in für die Logopädie relevante Teilaspekte der Phonetik/Phonologie. Ausgehend von den anatomischen und physiologischen Grundlagen werden die Instrumente der Klassifikation und der Transkription gut verständlich dargestellt. Die Klärung prosodischer Einheiten und Merkmale gelingt ebenso wie die der phonologischen. Viele Sprachbeispiele veranschaulichen die Systematik. Anhand von Übungen (mit Lösungen) können die eigenen Kenntnisse gleich überprüft werden. Viele Tabellen und die Zusammenfassungen in der Marginalienleiste erleichtern die Orientierung und die Lesbarkeit. Basiswissen auf ca.130 Seiten.

Fragen/Übungen zu Kapitel 1

1. Welche Fähigkeiten gehen der produktiven lautsprachlichen Entwicklung voraus? Welche Kompetenzen bringen Säuglinge für das Sprachlernen mit?

2. Weshalb erleichtern die vorsprachlichen Kompetenzen Säuglingen den Spracherwerb? Welche Rolle spielen hierbei die auditiven Teilleistungen?

3. Welche Fähigkeiten entwickeln Kinder während der ersten beiden Lallphasen? Welche Bedeutung hat das Lallen für die weitere Sprachentwicklung?

4. Was sind phonologische Prozesse? Welche Aufgabe kommt ihnen zu?

5. Ordnen Sie folgende Produktionen eines Kindes nach der zeitlich wahrscheinlichsten Reihenfolge! Begründen Sie kurz anhand der phonologischen Entwicklung!
   a) Fahrrad → /fa:rat/, /balat/, /lat/, /fa:lat/
   b) Elefant → /elefan/, /fant/, /elefa.nt/
   c) Wecker →/veta/, /veka/, /eta/, /feta/
   d) Schokolade →/sokolade/, /lade/, /sotolade/, /totolade/

6. Ordnen Sie den Stellenwert von sogenannten Neck- und Kosespielen, Kinderversen, Baby-Klatsch-Sprachspielen vor dem Hintergrund der Inputprozesse und Vorausläuferfähigkeiten ein!

7. Setzen Sie die frühen perzeptiven phonologischen und metaphonologischen Fähigkeiten zeitlich in Bezug zu den produktiven phonologischen Fähigkeiten im normalen Spracherwerbsprozess! Arbeiten Sie dabei Aufbau, Abfolge und Bezüge heraus. Sie können Ihre Tabelle noch um die Entwicklung kommunikativer, psychosozialer, kognitiver und anderer Entwicklungsbereiche ergänzen.

8. Welches sind die phonetischen bzw. die phonologischen Fähigkeiten, die im Verlauf des Spracherwerbs erworben werden? Welche potenzielle Problematik kann aus einem Nichtbewältigen dieser Entwicklungsaufgabe resultieren?

9. Welcher Ebene im Sprechverarbeitungsmodell nach Stackhouse & Wells entsprechen folgende Fähigkeiten?

a) Nachsprechen von Unsinnwörtern
b) Kind kann beurteilen, ob sich ein vorgesprochenes Realwort reimt oder nicht. Kind kann Minimalpaare sicher differenzieren
c) Kind kann keine Unsinnwörter nachsprechen. Beim Nachsprechen von bekannten Realwörtern treten deutlich weniger Veränderungen auf als beim spontanen Benennen

10. Welche Hinweise sprechen für eine verzögerte phonologische Entwicklung, welche für eine konsequente phonologische Störung?
    a) Marina, 3;4 Jahre, ist noch relativ unverständlich. Sie ersetzt die Laute /k, g/ durch /t, d/, die Laute /s, ç, ʃ/ werden ebenfalls durch /t/ ersetzt.
    b) Jana, 4;4, kann alle Laute bilden, trotzdem lässt sie die Initialkonsonanten aus.

11. Zeigen Sie für die Klassifikation nach Dodd die Störungsebenen innerhalb des Sprechverarbeitungsmodells nach Stackhouse & Wells auf!

12. Welche phonologischen Prozesse muss man als Warnzeichen für eine pathologische Entwicklung einordnen?

13. Um welche phonologischen Prozesse handelt es sich jeweils?

Zielwort	*Realisation*
<Krokodil>	[kokogɪl]
<Hase>	[habə]
<Tisch>	[kIk]
<Waffel>	[babel]
<Schlange>	[ʃaŋə]
<Zebra>	[tse:ba]
<Bank>	[ank]
<Katze>	[tatsə]
<Unfall>	[unpal]
<Rose>	[ʔosə]
<Quatsch>	[tats]
<Schokolade>	[soto'ladə]
<Rhinozeros>	[ʔinoʔos]
<Orangen>	[oRaŋsən]
<Ritter>	[Rikə]
<Schildkröte>	[dilt'dødə]
<Schildkröte>	[kilkøkə]

2 DIAGNOSTIK

Vorbemerkung

Der kindliche Lautspracherwerb ist kein isolierter Vorgang, sondern Teil des frühkindlichen Entwicklungs- und Sozialisierungsprozesses. Er gehört zu einer umfassenden Gesamtentwicklung, bei der sich sensorische, motorische, sprachliche, kognitive und sozial-emotionale Entwicklungsbereiche wechselseitig beeinflussen. Die Diagnostik von sprechauffälligen Kindern muss viele Faktoren (s.u.) berücksichtigen. Ihr Ziel ist es, Sprach- und Sprechauffälligkeiten des Kindes zu erfassen, zu beschreiben und Behandlungsinhalte daraus abzuleiten. Die Ergebnisse müssen zu Daten aus anderen Entwicklungsbereichen in Bezug gesetzt werden.

vgl. zum Überblick Allemand, Fox-Boyer, Gumpert (2008): Diagnostikverfahren bei kindlichen Aussprachestörungen – ein Überblick. In: Forum Logopädie, 1, 14-21

2.1 Verschiedene Testformen

- **Standardisierte Tests** sind objektive Verfahren. Umfang, Abfolge der Aufgaben, zeitlicher Rahmen, Beschaffenheit der Umgebung, Untersucherverhalten, Aufgabenlösung und Testauswertung sind eindeutig festgelegt. Der Untersucher als Person spielt eine untergeordnete Rolle. Als Durchführender des Verfahrens ist er an klare Regeln gebunden (z.B. prosodische Beschränkungen beim Verlesen einer Aufgabe). Standardisierte Tests haben den Anspruch und auch den Vorteil, die Leistung des Probanden messen und sie zu den Leistungen einer Vergleichsgruppe in Beziehung setzen zu können, wodurch z.B. das Sprachentwicklungsalter eines Patienten bestimmt werden kann. Da die gewonnenen Daten gut eingeordnet werden können, sind standardisierte Verfahren auch zur Dokumentation von Behandlungserfolgen in der Verlaufsdiagnostik wichtig. Die Beurteilung der Spontansprache findet keine Berücksichtigung. Ein weiterer Nachteil ist, dass gerade kommunikationsgestörte Kinder die Situation zu ihren Gunsten zu verändern suchen, weil sie die Neutralität der durch den Test entstehenden Situation nicht einordnen können und dadurch verunsichert sind. Emotionale Bezüge und Redundanz fehlen.

- **Informelle Testverfahren** sind nicht standardisiert. Sie sind fertig zusammengestellt. Sie erlauben, differenzierte Aussagen über die betrachteten Leistungen zu treffen. Eine vergleichende Einordnung ist aber nicht möglich. Die Durchführung ist flexibel, Un-

Informelle Verfahren zur Ausssprachediagnostik

- segment- oder phonetisch-orientierte Verfahren:
  - Ravensburger Stammler Prüfbogen (Frank & Grziwotz, 1974)
  - Schubi Artikulationstest (Willikonsky, 2006)
- prozess- oder phonologisch-orientierte Verfahren:
  - PAP Pyrmonter Ausspracheprüfung (Babbe, 2003)
  - PLAKSS Psycholinguistische Analyse kindlicher Sprechstörungen (Fox, 2005)

Screeningverfahren und Spontansprachanalyse zählen zu den informellen Testverfahren

Spontansprachanalyse dient hauptsächlich der Erfassung und Analyse der Alltagssprache in den Bereichen Lexikon, Semantik, Syntax und Morphologie

terbrechungen sind erlaubt. Die Beurteilung der Spontansprache kann Bestandteil eines Testverfahrens sein. Die Tauglichkeit zur Verlaufsdiagnostik ist eingeschränkt.

Ein Screening ist ein meist nicht-standardisiertes Diagnostikverfahren, das aus Teilaufgaben bestehender Verfahren zusammengestellt wird. Es soll dem Untersucher einen ersten Überblick über Schwerpunkt und Ausmaß der Problembereiche ermöglichen. Eine zuverlässige Einordnung der Ergebnisse in Bezug zur Altersgruppe ist in informellen Verfahren bestenfalls grob orientierend möglich. In Durchführung, Auswertung und Interpretation ist ein solches Screening stark von der Kompetenz und Person des Untersuchers abhängig. Die Testgütekriterien Objektivität, Reliabilität und Validität können durch informelle Verfahren nicht sichergestellt werden.

Spontansprachanalyse: Hier können sich Kinder frei entfalten, in Spielauswahl und -gestaltung die Initiative ergreifen, Kommunikationsverantwortung übernehmen und das Sprachleistungsniveau selbst bestimmen. Der Untersucher muss während der Spielsituation nicht protokollieren (Video- oder Tonbanddokumentation ist möglich) und verringert schon dadurch die Testatmosphäre. Dafür entsteht zeitlicher Mehraufwand beim Auswerten. In der Durchführung ist die Flexibilität des Therapeuten gefordert, gewünschte Äußerungen einfühlsam und gut verpackt zu evozieren. Für zurückhaltende oder sprachlich sehr schwache Kinder kann das geforderte Maß an Eigeninitiative eine Überforderung darstellen.

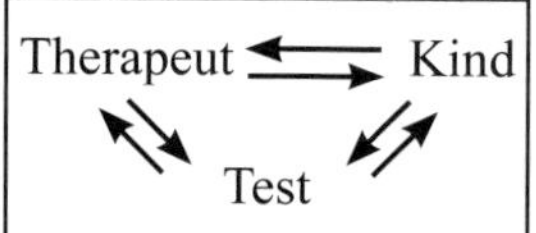

Triangularität ist angestrebt

Fazit:
Die sprachlichen Leistungen können durch alle diese Testverfahren negativ beeinflusst werden, wenn Kind, Therapeut und Test nicht harmonieren. Gerade am Anfang, wenn Untersucher und Kind sich noch nicht richtig kennen, ist es deshalb wichtig, diejenige Testform zu finden, die allen Beteiligten die größtmögliche Sicherheit gibt. Erste Hinweise gibt hier schon der Verlauf der Anamnese. Kein Test kann jemals ein vollständiges Abbild der Realität sein, sondern sich immer nur modellhaft an diese annähern. Aber gerade in dieser „Verkürzung der Wirklichkeit" liegt auch die Chance, Probleme und Fähigkeiten schärfer sehen zu können.

2.2 Der diagnostische Prozess

Welche Eigenschaften braucht der Untersucher?
Die Diagnostik stellt hohe Anforderungen an die Kompetenz des Untersuchers. Sie verlangt ein breit gefächertes Wissen in medizinischen Fachgebieten, Entwicklungspsychologie und Linguistik. Gegebenenfalls muss das Kind zur weiteren Diagnostik oder Behandlung an die entsprechenden Stellen wie Ergotherapie, Physiotherapie, Psychotherapie oder HNO-Ärzte verwiesen werden können. Der Untersucher muss in der Lage sein, im Erstkontakt kindgemäß zu handeln und sich auf das Sprach- und Entwicklungsniveau des Kindes einzustellen. Die Untersuchungssituation muss so gestaltet sein, dass das Kind zur Sprachproduktion angeregt wird und die Motivation zur nachfolgenden Behandlung erhalten bleibt.
Kein Kind sollte das Gefühl bekommen, es sei defizitär. Deshalb muss der Untersucher dem Kind Gelegenheit geben, seine kommunikativen Fähigkeiten auch zeigen zu können.
Die Diagnostik ist nie nur ein einseitiger Prozess. Auch der Diagnostiker wird von Kind und Eltern getestet.

Inhalt und Durchführung des diagnostischen Prozesses sind nicht nur abhängig von den institutionellen Möglichkeiten – z.B. Teamdiagnostik in einer Klinik, orientierende logopädische Diagnostik in einer Praxis –, sondern auch von der Hypothese des Untersuchers, dem Störungsbild, dem zeitlichen Rahmen und dem Umfang der Diagnostik.

Im diagnostischen Prozess lassen sich folgende Phasen unterscheiden:

- Das Sammeln erster Informationen
- Anamnese und Befunderhebung
- Vertiefende Diagnostik
- Verlaufsdiagnostik nach Abschluss einer Behandlungsstaffel zur Dokumentation von Behandlungserfolgen

Erste Informationen erhält der Untersucher meist durch Telefonate mit den Patienteneltern oder dem überweisenden Arzt. Sie ermöglichen u.U. eine erste Eingrenzung des Störungsbildes.
Durch Anamnese, Screening und Spontansprachanalyse können Teilaspekte des Störungsbildes differenziert und Anhaltspunkte für eine gezielt weiterführende und vertiefende Diagnostik und für entsprechende Testverfahren gewonnen werden.

Ziele des diagnostischen Prozesses sind:

- Differenziertes Erfassen der sprachlichen Fähigkeiten und Störungen, je nach Umfang der Störung auch über Phonetik und Phonologie hinaus (Semantik, Lexikon, Morphologie, Syntax und Pragmatik)
- Erfassen der nicht-sprachlichen Fähigkeiten und Störungen (Kognition, Motorik, Wahrnehmung, Spiel- und Sozialverhalten), um den allgemeinen Entwicklungsstand eines Kindes einschätzen zu können
- Auswertung und Analyse der die Störung verursachenden und aufrechterhaltenden Faktoren. Die ätiologischen Daten müssen dafür zu den Untersuchungsergebnissen in Beziehung gesetzt werden
- Formulieren der logopädischen Diagnose, mit Störungsschwerpunkt
- Einschätzung der Therapiebedürftigkeit und der Prognose
- Gegebenenfalls Empfehlung für weiterführende (ärztliche) Untersuchungen
- Ableitung der Therapieschwerpunkte und -ziele zur Erstellung eines Behandlungsplans
- Vorbereitung der Themen für das Elterngespräch
- Gegebenenfalls Empfehlung zusätzlicher Fördermaßnahmen (z.B. Physiotherapie, Ergotherapie, Frühförderung)

Verlauf von Erstkontakt und Diagnostik

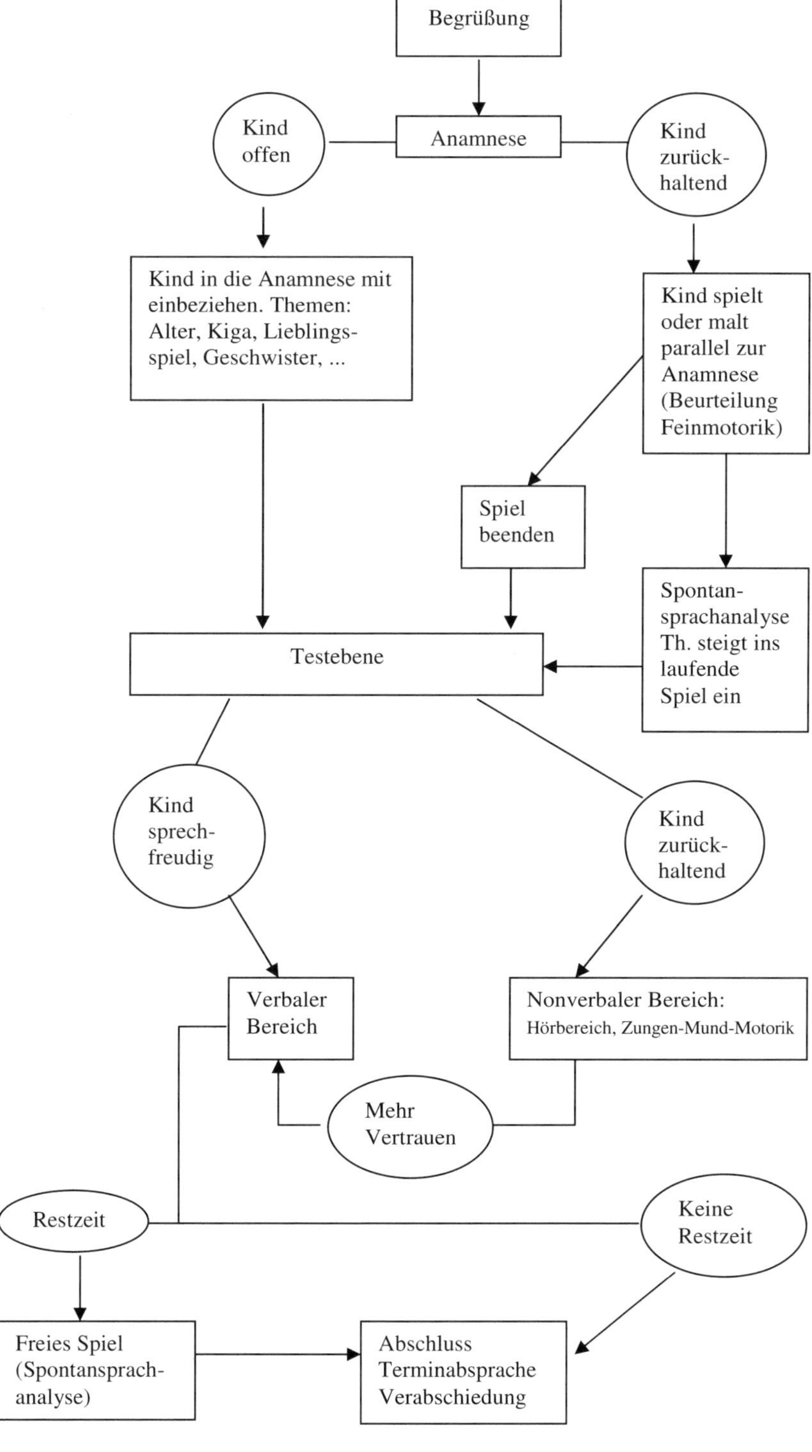

2.3 Anamnese

2.3.1 Allgemeines zur Anamnese

Anamnese
(griech.: Erinnerung – „mnemo“ = Gedächtnis) = Vorgeschichte einer Krankheit

Die Bedeutung von Anamnese

Die Erhebung der Vorgeschichte des Patienten kann Hinweise auf mögliche Störungs*ursachen* und auf deren etwaiges Fortbestehen geben.
Die Anamnese kann *den Verlauf* bzw. *die Entwicklung* der Störung deutlich werden lassen.
Außerdem kann sie *Ansatzpunkte für die Therapie* aufzeigen.
Sie kann Hinweise auf *andere Störungen* (z.B. Hörstörungen, Konzentrationsmangel, Kontaktstörungen, Entwicklungsauffälligkeiten) geben, die über die Primärsymptomatik einer Aussprachestörung hinausgehen oder sie begleiten und die für die Planung und Durchführung der Therapie von Bedeutung sind.
Die Form der Anamneseerhebung schafft zudem die *Basis für ein gegenseitiges Vertrauen.*

„Gefahren“ bei der Anamnese

Der Therapeut muss sich der Gefahr der *Über- oder Fehlinterpretation* der Angaben bewusst sein.
Die Anamnese kann der Therapie abträglich sein, wenn sie zu einem *„Schubladendenken“* führt (z.B. geringeres Bemühen bei der Therapie, wenn der Therapeut die „Lage“ des Patienten als „hoffnungslos“ und „schwierig“ einschätzt).
Ebenso besteht die Gefahr der Schuldzuweisung. Eltern fühlen sich oft verantwortlich für die Störung (Anschnitt eines Gebietes, das über die Kompetenz des Logopäden hinausgeht, z.B. Erziehungsschwierigkeiten, Beziehungsschwierigkeiten, psychische Auffälligkeiten).
Die Angaben dürfen den Therapeuten nicht davon abhalten, sich einen eigenen Eindruck zu verschaffen (elterliche Angaben sind naturgemäß subjektiv).
Ein katalogartiger Abfragestil kann ein gestörtes Patientenverhältnis zur Folge haben (keine Vertrauensbasis).
Der Therapeut sollte sich bei jeder Frage über deren Relevanz für die Behandlung im Klaren sein.
Der Fragenkatalog sollte dem jeweiligen Patienten/Störungsbild angepasst werden. Häufig ergeben sich Informationen aus dem Gespräch und müssen nicht explizit als Frage gestellt werden.

Alternative zur Anamnese

Als Grundlage für die Therapieplanung dienen Diagnostikergebnisse; der Vorgeschichte wird geringere Relevanz beigemessen; sie kann bei Bedarf im Therapie*verlauf* in Erfahrung gebracht werden.

Die Rolle der Eltern bei der Anamnese

Es ist hilfreich, die Eltern gleich von Anfang an mit einzubeziehen, wenn eine spätere Mitarbeit erwartet wird.
Zudem können Eltern die Therapie beeinflussende Angaben zu dem Kind und seinem Umfeld machen.
Eventuell kann sich bereits bei dem Elterngespräch ein fehlerhaftes Vorbild herausstellen, was die Ursachenfindung vereinfachen kann.
Solange der Therapeut dem Kind gegenüber offen bleibt („trotz" der elterlichen Informationen), können die Eltern eine wertvolle Rolle bei der Anamnese übernehmen.

Dennoch besteht auch hier die Möglichkeit, nur den aktuellen Stand, gemeint sind die Fähigkeiten des Kindes in den befundeten Bereichen, als Grundlage für die Therapie zu nehmen und auf zusätzliche Informationen der Eltern zu verzichten. Dies kann womöglich ein unbefangeneres Angehen der Therapie fördern.

Fazit:
Es gibt mehrere Standpunkte zur Anamneseerhebung, unter denen ein Therapeut wählen kann.
Sollte die Anamnese gewählt werden, so ist besonders auf die *Relevanz der Fragen* zu achten und vor *Fehlinterpretationen* zu warnen.
Durch gezielte explizite Fragestellung kann ein Abschweifen vom Thema vermieden und eine höhere Effektivität erreicht werden.

2.3.2 Inhalte einer Anamnese

Für eine optimale Therapie des Kindes ist es wichtig, vielfältige Informationen zu erlangen.
Die Informationen aus der Anamnese können Hinweise geben für Hypothesen über Verursachung und Aufrechterhaltung der Störung sowie für Aussagen zur Prognose und über weitere zu veranlassende Untersuchungen. Folgende Daten werden erhoben:

1. Persönliche Daten
Vor- und Nachname, Geburtsdatum, Anschrift, Telefon

2. Anlass der Anmeldung
Grund der Vorstellung, Einschätzung des Problems seitens der Eltern, Beginn der Störung, wann und von wem wurde sie bemerkt?
Welche Motivation besteht für die Therapie? Ist den Eltern die Auffälligkeit bewusst und wollen sie eine Veränderung erreichen?

APGAR-Wert:
Bewertungsschema zur Beurteilung des Gesundheitszustandes ausgetragener Neugeborener 1-5-10 Min. nach der Geburt

- Herzfrequenz
- Atmung
- Refluxe
- Muskeltonus
- Farbe

Werte von

8-10 = gut
5-7 = gefährdet
unter 5 = sofortige Hilfe notwendig

3. Familienanamnese
weitere Sprach-, Sprech-, Stimm-, Hörstörungen in der Familie, sonstige Erkrankungen, familiäre Häufigkeit

4. Eigenanamnese

a) Verlauf der Schwangerschaft: die Einnahme von bestimmten Medikamenten oder Infektionen können zu embryonalen Entwicklungsverzögerungen bzw. -störungen führen, ebenso können sich vorzeitige Wehen auswirken
b) Verlauf der Geburt: vorzeitig/übertragen, Dauer, Hilfsmittel
c) Zustand des Kindes nach der Geburt, APGAR-Werte, Wärmebettchen, Gelbsucht, Komplikationen
d) Kinderkrankheiten: Mumps, Röteln, Scharlach, Windpocken;
Erkrankungen im HNO-Bereich: Mittelohrentzündungen, vergrößerte Rachen-/Gaumenmandeln, Allergien
e) Medikamente: Dauer, Resultat
f) Krankenhausaufenthalte: Dauer, OP´s, parallele Aufnahme einer Bezugsperson
g) Hörvermögen: Verstehen von Aufforderungen; Hören leiser Geräusche; Furcht, Erschrecken bei lauten Geräuschen; Musikalität
h) Sehvermögen: geringer Abstand zu Spielmaterialien, Farbzuordnungen, Suchspiele – Orientierung, Sehtest
i) Wahrnehmungsverhalten: Reaktionen auf Reizvielfalt

für frühe Phasen der Sprachentwicklung spielt das Absehen des Mundbildes des Gesprächspartners eine große Rolle

j) Entwicklung der Motorik: Grob- und Feinmotorik, Geschicklichkeit, sportliche Aktivitäten, bilaterale Koordination, Rechts-/Linkshändigkeit
k) Sprachentwicklung expressiv und rezeptiv: Lallphasen, Unterbrechungen oder kontinuierliche Entwicklung, erste Wörter, Mehrwortsätze, Sprechfreude
l) Essverhalten: gestillt, erste feste Nahrung, Art der Nahrungsaufnahme, bevorzugte Nahrung

Motorische Entwicklung eine Grundlage für die Entfaltung des orofazialen Gleichgewichts

allgemeine Entwicklungsverzögerung, psychosoziale Aspekte

5. Spiel- und Sozialverhalten

a) Spiel: bevorzugte Spiele, Interessen, Ausdauer, Spielpartner, Spielverhalten, Umgang mit Spielmaterial, sprachliche Äußerungen beim Spiel, Medienkonsum
b) Sozialverhalten: Kontakte zu Personen, Objekten, Tieren, Umgang mit anderen Kindern, bevorzugte Spielpartner, Annahme von Regeln
c) Gewohnheiten: fester Tagesablauf, Schlaf, orofaziale Habits: Schnuller, Fingerlutschen
d) Selbstständigkeit: Hilfen bei täglichen Verrichtungen, Nahrungsaufnahme, Hygiene, Kleidung
e) Lieblingsbeschäftigungen

6. Sozio-soziale Situation

a) Familie: Geschwister, Eltern
b) Bezugspersonen: Namen, Sprachmodell, Mehrsprachigkeit
c) Kindergarten: seit wann, Betreuungszeiten, Gruppenkonstellation, Lernangebote, Freunde, Kontakte
d) Schule: welche Klasse, reguläre Einschulung, Schulform, Klassenverband, Freunde, Leistungsdruck, Austausch mit LehrerIn
e) Heimaufenthalte: Zeitraum, Dauer
f) Einschneidende Veränderungen: z.B. Geburt eines Geschwisters, Umzug
g) Erziehungsschwierigkeiten: z.B. Hinweise auf Hyperaktivität

7. Soziale Wahrnehmung der Störung

a) Eigen- und Fremdwahrnehmung: wird Störung, Defizit als solches wahrgenommen, Reaktionen von Familie, Freunden, Außenstehenden
b) Störungsbewusstsein: ausgeprägt, weniger sichtbar
c) Leidensdruck: vorhanden? Wie geht Kind damit um?
d) Anspruchsniveau: Ziel des Kindes, der Eltern
e) Informationsstand bzgl. der sprachlichen Beeinträchtigung: Art und Umfang

8. Bisherige Therapien/Befunde
Sonstige Abklärungen/Therapien/Befunde aus den medizinischen Bereichen: Kinderarzt, Zahnarzt/Kieferorthopädie, HNO, Augenarzt, Neurologe oder sonstige pädagogische/therapeutische Bereiche wie: Frühförderung, Sondereinrichtungen, Schulpsychologischer Dienst, Psychotherapie, Ergotherapie, Physiotherapie, Logopädie

9. Einschätzung durch die Bezugspersonen
a) Was macht Ihr Kind am liebsten/am wenigsten gern?
b) Was kann Ihr Kind gut?
c) Was finden Sie an Ihrem Kind gut?

2.3.3 Formen der Anamneseerhebung

Es gibt unterschiedliche Möglichkeiten, um anamnestische Daten zu erheben. Im Folgenden werden mögliche Verfahrensweisen mit den entsprechenden Vor- und Nachteilen für Eltern und Therapeuten vorgestellt.

a) Fragebogen zum Ausfüllen zu Hause:
Den Eltern wird der Fragebogen vorab zugeschickt oder nach der Diagnostik mitgegeben. Der zu Hause ausgefüllte Fragebogen kann nach Auswertung durch den Therapeuten als Grundlage für ein folgendes Elterngespräch dienen, um Aspekte zu klären und offene Fragen zu beantworten.

	Vorteile	*Nachteile*
für Eltern	■ mehr Zeit zum Überlegen (auch Absprache der Eltern untereinander ist eher möglich) ■ evtl. günstigere Atmosphäre (weniger Nervosität)	■ Ausfüllen erfolgt von einem Elternteil allein ■ Rückfragen sind nicht möglich ■ Gefahr, dass vergessen wird, den Bogen auszufüllen oder dass er in Hetze ausgefüllt wird ■ es wird vermieden, Probleme schriftlich aufzuzeichnen
für Therapeuten	■ strukturierter Bogen, ist einfacher auszuwerten ■ Zeitersparnis / Effizienz ■ vor Therapiebeginn können relevante Informationen eingeholt werden ■ Grundlage für ein ergänzendes Gespräch	■ Auswertung des Bogens findet außerhalb der Therapie statt (keine Bezahlung) ■ Daten werden erst zu einem späteren Zeitpunkt zugänglich (nach Therapiebeginn, d.h. wichtige Daten werden nicht gleich erhalten) ■ Persönlichkeit der Eltern wird nicht gleich kennengelernt ■ Eltern wollen/können Probleme evtl. nicht gleich schriftlich offenbaren (d.h. Gesprächszeit muss neu eingeplant werden)

b) Vorformulierter Bogen mit direkter Fragestellung durch den Therapeuten:

	Vorteile	*Nachteile*
für Eltern	■ sachliche Atmosphäre ■ vermittelt den Eindruck eines sicheren Therapeuten ■ klare Fragen wie von „Amtsverfahren“ gewohnt	■ können sich ausgefragt fühlen /wirkt unpersönlich, Gefühl der Abfertigung – mitteilungsbedürftige Eltern können ihre Anmerkungen selten anbringen
für Therapeuten	■ gibt Sicherheit ■ Vollständigkeit, da alle Fragen gestellt werden ■ selbstständiges Formulieren entfällt (für Berufsanfänger nicht unerheblich) ■ geringer Aufwand	■ unpersönlicher Abfragestil ■ zu starke Fixierung auf Fragebogen kann Erkennung der Situation/des Problems beeinträchtigen

c) Frei formulierte Fragen nach Schwerpunktbereichen:

	Vorteile	*Nachteile*
für Eltern	■ Chance für ein persönliches Gespräch zum gegenseitigen Kennenlernen als Vertrauensgrundlage ■ kontinuierliches Abfragen wird vermieden	■ Fehlformulierungen seitens Therapeuten können Eltern verunsichern
für Therapeuten	■ Flexibilität ermöglicht besseres Eingehen auf Patient/ Eltern (Vertrauen kann eher geschaffen werden!) ■ Therapeut wirkt kompetenter ■ visuelle Zuwendung möglich	■ fehlende Erfahrungen ■ Aufzeichnungen sind nur bedingt möglich ■ schnelles Abschweifen in Unwesentliches

d) Freie Gesprächsführung:

	Vorteile	*Nachteile*
für Eltern	▪ fühlen sich ernst genommen ▪ gute Atmosphäre	▪ bei unsicherem Therapeuten unsichere Atmosphäre
für Therapeuten	▪ flexibles Gespräch (kein Zwang) ▪ Beziehungsaufbau (bei erfahrenem Therapeuten) gut möglich	▪ bei Therapeuten ohne Erfahrung: Unsicherheit mit möglicher Übertragung auf die Eltern ▪ ausuferndes Gespräch (Zeit) ▪ Führung des Gesprächs könnte entgleiten ▪ Fragen könnten ungestellt bleiben (ungenaue Auskunft) ▪ evtl. emotional und inhaltlich unsachliches Gespräch

Bei allen Gesprächen mit den Erziehungsberechtigten sind Aspekte der Gesprächsführung zu beachten, die hier nur kurz angerissen werden können.

Checkliste für ein Erstgespräch

Rahmenbedingungen:

- ☐ Höflichkeitsrituale (d.h. Begrüßung, Verabschiedung, Vorstellung der anwesenden Personen, u.a.)
- ☐ zeitliche Struktur (voraussichtliche Dauer des Gesprächs vorab bekannt geben; Pünktlichkeit)
- ☐ Raumgestaltung (Ordnung, Sauberkeit, gute Lichtverhältnisse, angemessene Raumtemperatur)
- ☐ Materialien, Unterlagen sollten bereitliegen (Patientenakte, Literatur, Therapiematerialien, ...)
- ☐ Sitzordnung (über Eck, frontal), Setting (am Tisch, frei im Raum, ...)

Verbales Kommunikationsverhalten:

- ☐ Einstiegsfrage (d.h. wie beginne ich das Gespräch)
- ☐ spezifisches Gesprächsverhalten („roter Faden", Eingehen auf spezifisches Anliegen)
- ☐ Fragen und Interessen der Gesprächspartner berücksichtigen
- ☐ ein dem Gesprächspartner angemessenes sprachliches Niveau
- ☐ verständliches Formulieren von Zusammenhängen
- ☐ korrekte fachliche Aussagen
- ☐ Klarheit, Eindeutigkeit
- ☐ neutrale (keine wertenden) Therapeutenaussagen
- ☐ Gesprächsende definieren

Nonverbales Kommunikationsverhalten:

- ☐ Blickkontakt
- ☐ Mimik
- ☐ Gestik
- ☐ Kongruenz (nonverbale und verbale Zeichen müssen übereinstimmen)
- ☐ Körperhaltung, Sitzposition (offen, zugewandt, zum Teil spiegelnd)
- ☐ Körperkontakt (situationsangemessenes Nähe-Distanz-Verhältnis)

Insgesamt ist es wichtig, den Gesprächspartnern **Akzeptanz** (keine persönlichen Wertungen, keine Vorurteile) und **Empathie** (sachliches Einfühlungsvermögen) entgegenzubringen.

2.4 Differenzialdiagnostik

Eine Abgrenzung zu folgenden Störungsbildern ist erforderlich, wobei Überschneidungen nicht immer auszuschließen sind:
Die **Dysarthrie** ist eine zentral oder peripher bedingte Sprechstörung, die aufgrund einer Beeinträchtigung neuronaler Mechanismen die Steuerung von Sprechbewegungen beeinflusst. Dabei können die Funktionskreise der Sprechatmung, der Phonation und der Artikulation betroffen sein. Verlangsamung und Dyskoordination komplexer Bewegungsabläufe sowie eine Tonusveränderung sind die Folge. Verwaschene, mitunter stark gepresste Artikulation, Sprechanstrengung und monotone Prosodie sind einige typische Symptome. Das Störungsbild ist häufiger bei Erwachsenen vorzufinden. Die Dysarthrie kann Störungsmuster von Aussprachestörungen zeigen. Es handelt sich dabei um eine ausschließlich phonetische Störungskomponente.
Unter **Sprechapraxie** versteht man die zentral bedingte Störung der Fähigkeit, Sprechbewegungen in ihren räumlichen und zeitlich sequenziellen Aspekten zu „programmieren", ohne dass Schwäche, Verlangsamung oder Dyskoordination der beteiligten Muskulatur oder periphere Dekodierungsdefekte vorliegen. Artikulatorisches Suchverhalten und Sprechanstrengung sind signifikante Kennzeichen, die Sprechapraxien von Aussprachestörungen unterscheiden.
Unter **verbaler Entwicklungsdyspraxie** werden entsprechende Störungen des artikulatorischen Bewegungsentwurfes vor dem Abschluss der Sprachentwicklung zusammengefasst.
Poltern ist eine Redeflussstörung mit sehr schnellem, zum Teil sich überschlagendem Sprechablauf, impulsgesteigerten Artikulationsbewegungen, die nicht synchron mit den langsameren Exspirations- und Phonationsbewegungen sind. Symptomatisch findet man Erweiterung oder Doppelung von Wortteilen, Akzelerationen, Satzumstellungen und -verschränkungen, Auslassungen von Lauten oder Silben, Verschmelzen von Wortteilen und die Veränderung von suprasegmentalen Informationen (Betonung, Sprechmelodie, Dynamik).

Akzeleration
inter- und intraverbale Beschleunigungen innerhalb eines Wortes oder Satzes

Phonematische Paraphasien sind neben Wortfindungsstörungen häufig Teil der aphasischen Symptomatik. Es kommt zu phonologisch veränderten Wortproduktionen und Neologismen. Phonematische Paraphasien sind Störungen des Regelsystems nach abgeschlossenem Spracherwerb, sie stehen in diesem Kontext in Zusammenhang mit Veränderungen des Gehirns durch Schlaganfälle, Durchblutungsstörungen oder demenzielle Erkrankungen.
Organische Veränderungen an den peripheren Artikulationswerkzeugen werden als **Dysglossie** bezeichnet. Sie können Symptome von phonetischen Aussprachestörungen zeigen. Sie betreffen die phonetische Ausführung von Lauten, nicht aber deren phonologische Systematik.

Vertiefende Literatur

- *Schöler, Hermann (1999): IDIS – Inventar diagnostischer Informationen bei Sprachentwicklungsauffälligkeiten. Edition Schindele, Heidelberg*

Dieses Buch versucht erstmals alle für eine Diagnostik und Differenzialdiagnostik von Sprachentwicklungsstörungen relevanten Informationen zu erfassen. Das beinhaltet sowohl die verschiedenen Bereiche der Anamnese als auch die Ergebnisse medizinischer, psychologischer und logopädischer Untersuchungen. Teilaufgaben aus bereits bestehenden Verfahren wurden gesichtet, zusammengefasst und auf ihre Aussagekraft hin überprüft. Dabei zeigte sich u.a., dass viele diagnostische Aufgabenstellungen tradiert sind, also nach dem heutigen Verständnis keine belegbaren Anhaltspunkte für eine klare diagnostische Aussage liefern können. In dem Bändchen finden sich auch Ergebnisse, die den Bezug der einzelnen biografischen und anamnestischen Daten zu Sprachentwicklungsauffälligkeiten darstellen. Eine Stärke liegt sicherlich in den ausführlichen Begründungen und Darstellungen von Zusammenhängen einzelner Teilaspekte. Mit dieser Fülle an Hintergrundskenntnissen fällt es leichter, im Einzelfall klare, aussagekräftige Schwerpunkte in Anamnese und Diagnostik zu legen.

- *Weinberger, Sabine (1988): Klientenzentrierte Gesprächsführung. Eine Lern- und Praxisanleitung für helfende Berufe. Beltz, Weinheim*

Ausgehend von einer Bestandsaufnahme des gegenwärtigen Gesprächsverhaltens wird zunächst das Konzept der klientenzentrierten Grundhaltung vorgestellt. Mit vielen Gesprächstranskripten gelingt es der Autorin, die Grundhaltung konkret zu vermitteln, die deutlich über das Anwenden gelernter, typischer Phrasen hinausgeht. Viele Übungen – auch in Kleingruppen durchzuführen – vertiefen die systematisch aufgebauten Aspekte einer klientenzentrierten Gesprächsführung. Ein nicht nur für den Einstieg hilfreiches Buch, das vom Nutzer viel Eigenaktivität verlangt. Es ist auch zur Auffrischung und Vertiefung geeignet.

- *Büttner, Claudia & Quindel, Ralf (2005): Gesprächsführung und Beratung. Springer, Heidelberg*

Eine praxisorientierte, strukturierte Anleitung für Gespräch und Reflexion. Zahlreiche Falldarstellungen mit anschließender Darstellung alternativer Strategien erleichtern das Hineinversetzen und Nachvollziehen der Situation. Auf gut 200 Seiten erhält der Leser/die Leserin – neben einer gut verständlichen Einführung in die Kommunikationspsychologie, in psychologische Grundlagen und Darstellung unterschiedlicher Beratungskonzepte – gut strukturierte Bausteine für den Gesprächsaufbau sowohl in Einzel- wie auch in Gruppengesprächen. Eine Stärke des Buches ist sicherlich der intensive Bezug zu logopädischen Beratungs- und Gesprächssituationen. Ein Kapitel zum wichtigen Thema der „Selbstsorge der Therapeutin“ sowie Leitfäden und Vorlagen für Planung und Reflexion im Anhang runden das Buch ab.

Fragen/Übungen zu Kapitel 2

1. Stellen Sie Vor- und Nachteile standardisierter und informeller Diagnostikverfahren gegenüber!

2. Wann würden Sie auf ein informelles, wann auf ein standardisiertes Verfahren zurückgreifen?

3. Welche für die kindliche Entwicklung bedeutsamen Faktoren sollten anamnestisch erfasst werden?

4. Versuchen Sie, eine „Checkliste“ für förderliches Gesprächsverhalten zu erstellen. Versetzen Sie sich dazu zunächst in Situationen, in denen Sie befragt wurden: Welche Rahmenbedingungen erleichterten bzw. erschwerten Ihnen das nachfolgende Gespräch? Welches (Gesprächs-) Verhalten wirkte positiv auf Sie, welches negativ?

5. Wovon muss man Aussprachestörungen differenzialdiagnostisch abgrenzen?

6. Welche „Gefahren“ beinhaltet eine Anamnese?

3 PHONETISCH-ORIENTIERTE THERAPIE

3.1 Der klassische Therapieansatz

Der klassische Therapieansatz geht in seiner heutigen Form im Wesentlichen auf van Riper zurück. Der Kerngedanke ist, dass Aussprachestörungen auf nicht ausreichend entwickelten oder fehlerhaften motorischen Programmen basieren. Nach heutigem Kenntnisstand über Aussprachestörungen trifft das zwar auf phonetische Auffälligkeiten wie etwa einen interdentalen Sigmatismus zu, nicht jedoch auf phonologische Störungen. Dennoch ist es möglich, auch leichtere, als phonologisch verzögert beschriebene Auffälligkeiten nach dem klassischen Ansatz zu therapieren. Wer nach ihm arbeitet, hat immer die Arbeit am einzelnen Laut im Blick. Therapeutisch vermittelt werden – perzeptiv wie produktiv – Aspekte der Lautbildung, wie es in den folgenden Kapiteln beispielhaft für den Sigmatismus dargestellt werden soll.

Charles van Riper
1905–1994

Sigmatismus interdentales „Lispeln“:
Zunge wird bei /s/-Bildung zwischen die Frontzahnreihen gebracht. Es entsteht ein „dumpfer“ /s/-Klang

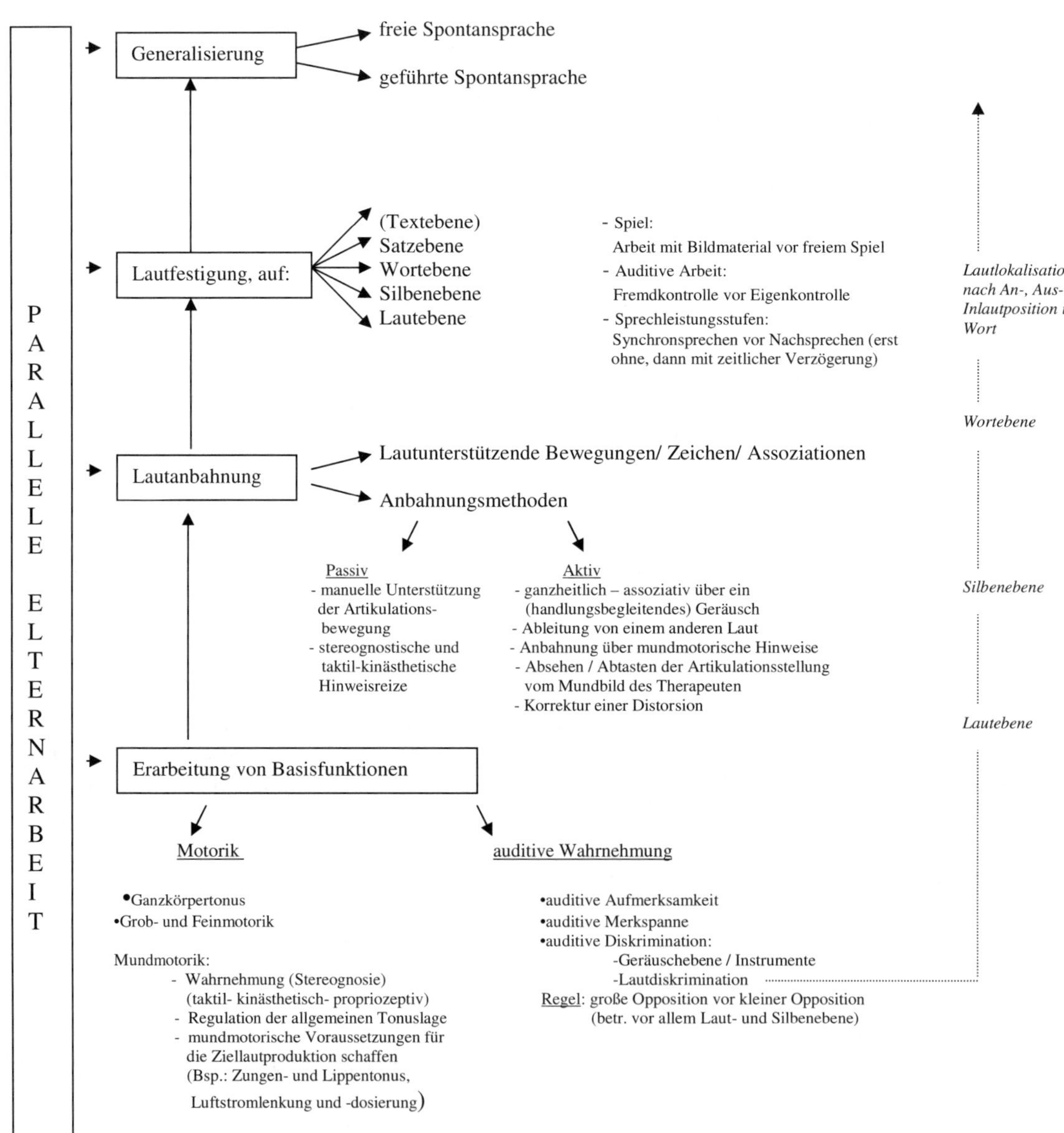
P A R A L L E L E E L T E R N A R B E I T
Generalisierung
freie Spontansprache
geführte Spontansprache
Lautfestigung, auf:
(Textebene)
Satzebene
Wortebene
Silbenebene
Lautebene
- Spiel:
Arbeit mit Bildmaterial vor freiem Spiel
- Auditive Arbeit:
Fremdkontrolle vor Eigenkontrolle
- Sprechleistungsstufen:
Synchronsprechen vor Nachsprechen (erst ohne, dann mit zeitlicher Verzögerung)
Lautlokalisation nach An-, Aus- und Inlautposition im Wort
Wortebene
Silbenebene
Lautebene
Lautanbahnung
Lautunterstützende Bewegungen/ Zeichen/ Assoziationen
Anbahnungsmethoden
Passiv
- manuelle Unterstützung der Artikulations-bewegung
- stereognostische und taktil-kinästhetische Hinweisreize
Aktiv
- ganzheitlich – assoziativ über ein (handlungsbegleitendes) Geräusch
- Ableitung von einem anderen Laut
- Anbahnung über mundmotorische Hinweise
- Absehen / Abtasten der Artikulationsstellung vom Mundbild des Therapeuten
- Korrektur einer Distorsion
Erarbeitung von Basisfunktionen
Motorik
•Ganzkörpertonus
•Grob- und Feinmotorik
Mundmotorik:
- Wahrnehmung (Stereognosie) (taktil- kinästhetisch- propriozeptiv)
- Regulation der allgemeinen Tonuslage
- mundmotorische Voraussetzungen für die Ziellautproduktion schaffen (Bsp.: Zungen- und Lippentonus, Luftstromlenkung und -dosierung)
auditive Wahrnehmung
•auditive Aufmerksamkeit
•auditive Merkspanne
•auditive Diskrimination:
-Geräuschebene / Instrumente
-Lautdiskrimination
Regel: große Opposition vor kleiner Opposition (betr. vor allem Laut- und Silbenebene)

3.2 Mundmotorik

Indikation mundmotorischer Übungen

Sind mundmotorische Übungen grundsätzlich Bestandteil des klassischen, eher phonetisch ausgerichteten Therapieansatzes? Denkbar wäre es, denn immerhin bedienen sich Vitalfunktionen und Sprechbewegungen der gleichen neuromuskulären Systeme. Aber kann ein direkter Zusammenhang von isolierten orofazialen Bewegungsabläufen und Artikulationsbewegungen auch dann noch gefordert werden, wenn die Lautbildung einen nachweisbar muttersprachlichen Bezug bekommt und damit neben Lautbildungskriterien auch andere, direkt auf das Sprachsystem bezogene Kriterien in den Vordergrund der Lautsprachentwicklung treten? Reine Mundmotorik und sprachbezogene Motorik werden durch Leistungen unterschiedlicher Hirnrindenareale abgedeckt. Wie also kann man die Notwendigkeit mundmotorischer Übungen überhaupt begründen, und wo ist deren Platz in der an der Artikulation orientierten logopädischen Arbeit?

Nn. trigeminus, facialis, glossopharyngeus, vagus, accessorius und hypoglossus

Ein Begründungszusammenhang, der für Mundmotorik spricht, ergibt sich aus der Entwicklung des orofazialen Traktes, ein anderer aus dem Wahrnehmungsbereich sowie aus der Veränderung oder Einschränkung artikulationsrelevanter Bewegungen durch organische oder den Muskeltonus betreffende Abweichungen.

Zur Reifung der Mundhöhle

Bis zum 3./4. Monat ist die Zunge in Relation zum Mundraum groß, füllt ihn nahezu ganz aus. Dadurch ist die Beweglichkeit der Zunge eingeschränkt. Der Unterkiefer steht leicht zurück. Der Larynx steht hoch, die Epiglottis befindet sich in großer Nähe zum Velum, die Larynxelevation ist ausgeprägter als beim Erwachsenen. Die Tuba auditiva, beim Erwachsenen eher horizontal angelegt, verläuft beim Säugling stärker vertikal.

Dies alles hat zur Folge, dass die Zunge beim Schlucken weit nach vorne kommen kann, was sie zum Saugen auch muss, um die Brustwarze richtig greifen zu können. Im Ruhezustand liegt die Zunge an den Lippen. Durch die Nähe von Epiglottis und Velum hat die Produktion stimmhafter Laute, vor allem der Vokale, während der ersten Lallphase einen nasalen Beiklang. Infolge der eher vertikalen Anlage der Tuba auditiva können Keime aus dem Mund- oder Nasenraum leichter ins Mittelohr dringen und dort Infekte verursachen.

Ab dem 4.-6. Monat nähern sich wachstumsbedingt die anatomischen Strukturen des Säuglings dann stärker den Erwachsenenstrukturen an. Die Reflexlage stabilisiert sich, der Zungenstoß geht zurück und assoziierte Bewegungsabläufe werden zurückgedrängt. Bewegungsmuster und Bewegungskoordination müssen sich jetzt an die neuen anatomischen Verhältnisse anpassen. Zu

Der Beißreflex wird abgebaut, und mit dem Umsteigen auf feste Nahrung verlagert sich der Würgereflex weiter nach dorsal

den anfänglich stärker ausgeprägten horizontalen Zungenbewegungen treten immer mehr vertikale Bewegungsanteile hinzu. Und genau aus diesen Erfahrungen ergibt sich die taktil-kinästhetische und propriozeptive Sicherheit in der Wahrnehmung, also das Wissen darüber, wie die Zunge mit welcher Spannung im Mundraum liegt. In diesem Kontext entwickelt sich auch die physiologische, apikal-alveolare Zungenruhelage und es entsteht die Sicherheit für gut koordinierte, zielgerichtete Bewegungsabläufe.
Darüber hinaus beeinflussen sensorische Inputs – wie Informationen über Temperatur, Geschmack, Konsistenz, Oberfläche, Form und Größe oral zugeführter Dinge – die mundmotorischen Reaktionen und fördern die stereognostischen Fähigkeiten. Haltung und Ganzkörpertonus beeinflussen die intraorale Tonuslage.

Den Zusammenhang von Aufrichtung und intraoraler Entwicklung während des ersten Lebensjahres können Erwachsene nicht mehr perfekt simulieren, aber ein Nachspüren der Veränderungen im orofazialen Trakt während des Überganges einer Aufrichtungsphase in die nächste ist möglich:

Aufrichtungsphase	*Veränderungen im orofazialen Trakt*
Rückenlage	Die Zunge fällt bedingt durch die Schwerkraft nach dorsal.
Rückenlage mit aufgestellten Beinen, Fersen aufgestützt	Der Zungenrücken wölbt sich nach kranio-dorsal und der Kopf wird in eine physiologische Streckung gebracht. Durch den Spannungsaufbau sind auch Lippen- und Kieferschluss leichter möglich.
Rückenlage, Füße klopfen auf den Boden (distale Impulse)	Der palatal-dorsale Druck wird fester und mündet in ein Schlucken ein.
Drehen zur Seite in den seitlichen Ellenbogenstütz	Unilaterale Anspannung der Zungen- und Gaumensegelmuskulatur.
Aus der Bauchlage in den Ellenbogenstütz, dann in den symmetrischen Handstütz	Der Kopf geht in die Reklination, der Lippenschluss ist erschwert, die Zunge geht nach vorne oben.
Vierfüßlerstand	Der Kopf bleibt in Reklination, der Lippenschluss bleibt schwierig (Speichelfluss aus dem Mund), die Vorderzunge geht an die untere Zahnleiste.
Kniestand	Die Zunge wird aktiv nach hinten gebracht.
Seitsitz	Die Zunge spannt sich an der unilateralen Seite an.
Aus dem Kniestand ein Bein aufstellen und zum Stand kommen	Die Zunge kommt erst nach vorne und geht dann wieder zurück.
Stand	Die Zunge nimmt die korrekte Ruhelage-Position ein.

Die Entwicklung in die Aufrichtung (Vertikalisation) hilft, die Zunge differenzierter zu bewegen. Nur durch Bewegung kann eine Veränderung der Zungenlage im Mundraum wahrgenommen werden, denn jede Lageveränderung des Körpers hat auch eine Veränderung der orofazialen Verhältnisse zur Folge.
Je mehr die Vertikalisation fortschreitet, umso mehr senken sich die orofazialen Organe nach unten. Die Zungenbeinmuskulatur wird frei und kann besser stabilisieren, die mimische Muskulatur kann aktiver werden.

Anfangs ist die mimische Muskulatur an der Stabilisierung noch mit beteiligt, z.B. beim Mundschluss

Ursachen abweichender Artikulationsbewegungen
Spastizität: erhöhte Tonuslage; persistierender Beißreflex; Hypersensibilität u.U. mit Abwehrreaktionen; Zungenretraktion mit Verengung der Atemwege; Überstrecken des Kopfes nach hinten

Hypotonus: Zusammenhang mit Syndromen; Zungenprotrusion bei geringem Haltetonus; Bewegungen sind häufig kompensiert; intraoral hyposensibel; Zungenkörper schlaff mit Zittern im Ruhezustand

z.B. Morbus Down

Paresen: vor allem, wenn sie das Versorgungsgebiet der Nn. facialis und hypoglossus betreffen

Dysgnathien: vor allem Progenie und Prognathie, bei denen die Lage des Zungenkörpers nicht mehr mit dem Gaumen korrespondiert

Abweichende Form des Zungenkörpers: Makroglossie: im Verhältnis zum Mundraum zu große Zunge; Mikroglossie: im Verhältnis zum Mundraum zu kleine Zunge

Vorsicht vor Fehlinterpretationen: auch eine hypotone Zunge kann groß wirken

Myofunktionelle Störungen (MFS): sie stehen häufig im Zusammenhang mit HNO-Erkrankungen, die die Nasenwege verlegen und zur Mundatmung führen, oder oralen Habits wie Lutschen, Saugen oder Beißen
Symptomatik: Abweichen der Zungenruhelage, die Zunge liegt flach im Mundboden und die Zungenspitze (Apex) an den unteren Schneidezähnen oder interdental; häufig offener Biss oder sagittale Stufe; Zungenprotrusion beim Schlucken und oft auch bei der Artikulation von apikal-alveolaren Lauten; orofazialer Hypotonus; persistierendes infantiles Schluckmuster

Asymmetrien: unterschiedliche Tonuslage in mimischer -, Zungen- und Velummuskulatur, die linke und rechte Seite betreffend

Lippen-Kiefer-Gaumen-Segelspalten (LKGS): im Vordergrund steht die gestörte Lippen- und Gaumensegelmuskulatur; gegenüber dem Apex meist hyperaktives Zungendorsum; nach vorne ausgerollte Unterlippe; u.U. Progenie; herabgesetzte Kaumuskelfunktion; möglicherweise Einschränkung der gesamten mimischen Muskulatur

Nach Kittel liegt eine Ankyloglossie dann vor, wenn die hinteren unteren Backenzähne mit der Zunge nicht mehr erreicht werden können

Ankyloglossie: verkürztes Zungenbändchen; schränkt die Bewegungsfähigkeit des Apex ein

Eingeschränkte Stereognosefähigkeit: unvollständiges Erfahrungswissen über Beschaffenheit und Organisation des eigenen Mundraumes; eingeschränkte Fähigkeit, das im Mund befindliche Gut nach Form, Konsistenz und Geschmack zu unterscheiden; diese Wahrnehmungsleistungen gehören zu den Grundlagen gezielter und willkürlich geführter Bewegungen der orofazialen Organe

Grobeinteilung mundmotorischer Übungen

Art der Übung	*Allgemeines Übungsprinzip*	*Ziel der Intervention*
Passive Übungen für Lippen Zunge Gaumensegel	Aktivierung der orofazialen Muskulatur durch Dehnungsreize, Tappen, Streichen, Führen von Bewegungen oder thermische Stimulation	Vorbereiten und Anbahnen aktiver Bewegungen
Aktive Übungen für Lippen Zunge Gaumensegel	zielgerichtete und gut koordinierte Bewegungsabläufe mit ausreichender Spannung, z.T. gegen Widerstand	■ Kräftigung der orofazialen Muskulatur ■ Verbesserung der taktil-kinästhetischen Wahrnehmung ■ Steigerung der Beweglichkeit und der Koordination von orofazialen Bewegungsabläufen ■ Bewegungsvorbereitung für eine bestimmte artikulatorische Geste
Pusten und Saugen	den Luftstrom erfahren, lenken und dosieren, z.T. gegen Widerstand	■ Tonisierung des gesamten Mundraumes ■ Kräftigung des Gaumensegels ■ Verbesserung von Luftstromlenkung und -dosierung ■ Vorbereitung von Frikativen
Stereognosie	intraorale Berührreize spüren und zuordnen; Formen und Oberflächen erkennen; Temperatur, Geschmack und Konsistenz differenziert wahrnehmen	■ Verbesserung der taktilen Wahrnehmung ■ Wissen über die Gestalt des Mundraumes erwerben ■ wahrnehmungsorientierte Unterstützung der Differenzierung der Lautbildung nach Artikulationsart und -ort

Bestimmung der Therapieziele

Die Therapieziele hängen von folgenden Fragen ab:

- Erfordert das diagnostizierte Störungsbild überhaupt Mundmotorik? Das ist im Wesentlichen davon abhängig, ob das Störungsbild einen klar umschriebenen phonetischen Kontext hat und ob die orofaziale Tonuslage (z.B. im Zusammenhang mit einer MFS) die Artikulation beeinträchtigt.
- Mit welchen Übungen kann das Therapieziel effizient und

Phonologische Störungen erfordern keine mundmotorischen Übungen. Die Phonologische Therapie geht davon aus, dass Kinder die korrekte Lautbildung selbst finden

zur gezielten Auswahl von Übungen vgl. Kapitel zur Lautanbahnung und zur Behandlung von Distorsionen S. 100ff

schnell erreicht werden? Nicht jede Lautfehlbildung erfordert das Abarbeiten des gesamten mundmotorischen Übungsrepertoires.

Einige exemplarisch ausgewählte Konzepte
Die Konzepte lassen sich grob gliedern in:
- Aktive Übungen
- Therapeutische Arbeit in Gruppen
- Behandlungsansätze zu myofunktionellen Störungen
- Mund- und Esstherapie
- Passive Intervention

Umfangreiche Anregungen zu aktiven Übungen für das orofaziale Muskelsystem bieten u.a. die *Übungssammlungen* „Kunterbunt rund um den Mund“, „Das Mundwerk“ und „Atemspiele“, die jeweils unter der Mitwirkung von Veronika Struck entstanden sind. Das Übungsangebot deckt die Förderbereiche Lippen, Zunge, Gaumen, Kaumuskulatur, Unterkiefer, Atmung und auch die für die myofunktionelle Therapie wichtigen Bereiche wie Mundschluss, Zungenruhelage und Nasenatmung ab. Viele der angebotenen Übungen sind auch für die Arbeit in Gruppen geeignet. Enthalten sind ebenfalls Ideen für die konzeptuelle Gestaltung einzelner Behandlungseinheiten.

Therapie in Gruppen
- Sie reduziert den Anforderungsdruck und erhöht die Motivation. Die Kinder können vergleichend beobachten, was u.U. die Auseinandersetzung mit der eigenen Störung erleichtert und Veränderungen beschleunigt
- Die Zusammensetzung einer Gruppe sollte vom Störungsbild her möglichst homogen sein. Bzgl. Alter, Entwicklungsstand, Sozialverhalten, kognitiven Fähigkeiten und Motivationsbereitschaft wirkt Heterogenität belebend
- Reizarme Räume und ein klar strukturierter Ablauf sind Voraussetzung für konzentrierte Arbeit
- Im „normalen“ Praxisbetrieb können Gruppen max. 3-5 Patienten umfassen

Gruppenorientierte Therapieansätze
- *GRUMS (Heidelberger Gruppenkonzept für myofunktionelle Störungen)*
- *Mundmotorische Förderung in der Gruppe (der Berliner Therapieansatz)*

Die Ziele von GRUMS sind, die Wahrnehmungsleistungen innerhalb des orofazialen Traktes und die Bewegungsqualität und -koordination zu verbessern, um die Artikulation und das Schlucken zu begünstigen. Direkt am Schlucken wird nicht gearbeitet. Spaß steht als Motivator und als Möglichkeit, Störungsbewusstsein abzubauen, an erster Stelle. Das Konzept bezieht Haltungsaufbau, Ganzkörperbewegung und -koordination mit ein. Die Übungen werden häufig in einen kommunikativen oder sprachbezogenen Kontext gestellt. Die Gruppen setzen sich vorwiegend aus Kindern im Vorschulalter zusammen.

Der Berliner Therapieansatz bezieht auch noch die Arbeit mit Schulkindern mit ein. Die Therapie wird hochfrequent (3x/Wo., max. 30 Min.) über einen Zeitraum von 1-2 Jahren angeboten. Die 2-3 Therapeuten, die gemeinsam mit einer Gruppe arbeiten, haben die Möglichkeit, sich untereinander zu supervidieren und sich im interdisziplinären Team mit Ergo- und Physiotherapeuten auszutauschen. Im Unterschied zu GRUMS legt der Berliner

Therapieansatz mehr Wert auf feinmotorische Leistungen (Einbezug von Fingerspielen wegen des assoziierten Kontextes von Mundraum und Hand) und geht methodisch stärker themenzentriert vor. Durch die Anwesenheit mehrerer Therapeuten während einer Behandlung bleibt mehr Raum für individuelle Zuwendung, Hilfestellung und Korrektur.

Zu den *Behandlungskonzepten myofunktioneller Störungen* gehören in erster Linie die Therapieansätze von Garliner (1998), Kittel (2009) und Clausnitzer (Orofaziale Muskelfunktionstherapie, OMF) (1991, 1993). Ziel dieser Ansätze ist, pathologische Schluckmuster zu korrigieren, ein muskuläres Gleichgewicht im orofazialen Bereich zu erreichen und günstige Verhältnisse für die Korrektur der im Zusammenhang mit myofunktionellen Störungen stehenden Lautbildungsveränderungen zu schaffen. Dementsprechend gliedern sich die Therapieschwerpunkte in:

- Vorbereitendes Muskeltraining
- Wahrnehmungsorientierte Arbeit
- Abbau von Habits
- Nach Schwierigkeitsgraden gestaffeltes Schlucktraining
- Generalisierung des korrigierten Schluckmusters auf Alltagssituationen und das Schlucken in der Nacht

Die Umsetzung der Inhalte erfolgt vorwiegend durch eine verhaltenstherapeutisch orientierte Intervention. Behandelt werden nicht nur Kinder im Vorschulalter, sondern auch Jugendliche und Erwachsene.

Mund- und Esstherapie findet vorwiegend statt bei Säuglingen und Kleinkindern mit deutlich eingeschränkten orofazialen Fähigkeiten, bei Kompensationsmuster, retardierender orofazialer Entwicklung und auffälligem Saug- und Schluckverhalten. Der von Morris und Klein (1995) vorgestellte Therapieansatz richtet sich an Physiotherapeuten, Ergotherapeuten und Logopäden. Eltern und Umgebung der Kinder werden in die Behandlung mit einbezogen. Die an den Entwicklungsstand der Kinder angepassten Übungen haben meist auch einen ausgeprägten kommunikativen Aspekt. Inhaltlich beziehen sie sich auf die Förderung sensorischer Fähigkeiten, auf die Arbeit an Haltung, Tonus, Motorik und auf das Lernen, für das ein positiver emotionaler Bezug grundlegend ist.

Die Behandlungsprinzipien der Mund- und Esstherapie

- Veränderung der Lern- und Kommunikationssituation
- Veränderung von Haltung und Bewegung
- Abbau von Reaktionen, die die Verarbeitung von sensorischen Inputs einschränken
- Inhibition pathologischer und einschränkender Reflexe
- Fazilitation normaler früher Bewegungsmuster
- Fazilitation komplexerer Bewegungsmuster

Passive Interventionsmöglichkeiten sollten nur genutzt werden, wenn aktives Arbeiten an der Muskulatur unmöglich ist oder zu ausgeprägten Kompensationsmustern führt:

Die Orofaziale Regulationstherapie nach Castillo-Morales: Der Behandlungsansatz bezieht sich auf Patienten mit sensomotorischen Störungen im Bereich des orofazialen Traktes, mit Saug-, Kau-, Schluck- und Sprechstörungen. Ziel ist, in diesem Bereich möglichst physiologische Bewegungsmuster zu bahnen, den Patienten zu „formen", ohne z.B. gezieltes Schlucktraining durchzuführen. Grundlage ist die Annahme eines Gleichgewichtes innerhalb der Muskulatur des orofazialen Traktes, zwischen orofazialem Trakt und den übrigen Organsystemen (selbst innere Organe) und zwischen Mensch und Umgebung. Dreh- und Angelpunkte sind Kopfkontrolle und Unterkieferstabilität, die einen ganzkörperlichen Haltungsaufbau mit einbeziehen (die Haltung darf nicht zu pathologischen Reaktionen führen) und andere bewegliche Systeme wie Zunge, Zungenbein und Kehlkopf optimal einstellen.

Eingesetzte Stimulationstechniken

- Berührung
- Streichen
- Zug
- Druck (meist an Vibration gekoppelt)
- Vibration (kurz, intermittierend, mit ungleichmäßigen Pausen zur Tonussteigerung; lang anhaltend und gleichmäßig zur Tonussenkung)

Die sensorische Stimulation muss nicht immer zu motorischen Antworten führen, sie kann auch auf vegetativer Ebene Reaktionen hervorrufen. Sie muss nicht am bearbeiteten Organ selbst erfolgen. So können z.B. distale Stimuli zu Reaktionen im orofazialen Bereich führen. Wichtig ist, dass die Stimuli linear in Richtung Fixpunkt der Muskulatur des Erfolgsorgans ausgeführt werden. Vor der eigentlichen Übungsbehandlung werden vorwiegend mimische Muskulatur, Unterkiefer und Mundboden des Patienten vorbereitet, „modelliert". Ziel der Vorbereitung ist es, die häufig durch ihre kompensierende Funktion feste und rigide Muskulatur zu mobilisieren, ohne pathologische Reaktionen hervorzurufen.

Der Therapieansatz der *neurofunktionellen Reorganisation nach Padovan* (unveröffentl., pers. Mitschrift einer Fortbildung) geht davon aus, dass alle myofunktionellen Störungen und alle Auffälligkeiten der Sprache und des Sprechens auf Störungen des ZNS zurückzuführen sind, die während dessen Reifung entstehen. Ziel der Therapie muss deshalb sein, die sensomotorische Entwicklung der Kinder über Basisübungen von Beginn an noch einmal neu aufzubauen, um dann spezifisch an den Bereichen Atmung, Saugen, Kauen und Schlucken arbeiten zu können.

Die *Propriozeptive neuromuskuläre Fazilitation (PNF):* Die auf den Grundlagen des Neurophysiologen Kabat und der Physiotherapeutin Knott aufbauende Methode wird vorwiegend zur Behandlung von Patienten mit Fazialis- und Hypoglossusparesen eingesetzt (Buck et al., 2005). Das Prinzip besteht darin, durch einen kurzen, gezielt gesetzten Dehnungsreiz am Erfolgsorgan die über den so ausgelösten Eigenreflex erfolgende Bewegung neu zu bahnen. Der Patient soll jeweils aktiv in die Bewegung mit hineingehen, während der Therapeut einen dynamischen Widerstand gibt. Auf diese Weise können Muskeln gezielt aufgebaut und das Risiko einer Atrophie reduziert werden. Bewegungen werden neu gelernt.

Dynamischer Widerstand
Der Therapeut gibt keinen statischen Widerstand, sondern gibt nach, lässt die Bewegung zu

Vorbereitend wird die Muskulatur über Tappen, Streichen und thermale Stimulation angeregt.

3.3 Artikulationstherapie
3.3.1 Der Laut /s/ – phonetische Grundlagen

Physiologische Bildung
Der Laut wird in der linguodentalen Zone (zweite Artikulationszone) gebildet. Der Luftaustritt erfolgt über eine artikulatorische Enge.

Lippen	sind locker geöffnet und leicht breit gezogen (wie bei einem leichten Lächeln), Unterlippe darf Oberzahnreihe nicht berühren
Kieferwinkel	gering
Zahnstellung	zwischen den Zahnreihen bleibt ein schmaler Spalt offen, während der Lautbildung nähern sich die unteren Schneidezähne den oberen

Zunge
Zwei physiologische Bildungsformen des /s/-Lautes sind möglich:

a) Apikal-dentale Bildung: die Zungenspitze richtet sich nach den oberen Schneidezähnen, ohne diese zu berühren: apikal-postdentale Variante, oder in Richtung Alveolarrand: apikal-alveolare Variante; Phonationsstrom drängt sich durch die so entstandene kleine Öffnung.
b) Prädorsal-alveolare Bildung: die Zungenspitze liegt der Innenkante der Unterzahnreihe an, und zwar an den Inzisivi 1, die Vorderzunge wölbt sich steil gegen den Alveolarrand der oberen Schneidezähne (dorsal-postdental) oder gegen die oberen Alveolen (dorsal-alveolar) auf und bildet die sagittale Rinne für den Phonationsstrom, während die Zungenränder am harten Gaumen einen Abschluss bilden.
Beide Haupttypen sind legitim gebildet, ohne dass statistisch die eine oder andere Form überwiegt.
Das Klangbild ist sehr ähnlich; mitunter ist die apikale Bildung im Ton höher, sie gilt als störungsanfälliger.
c) Das Gaumensegel ist gehoben, Verschluss bei stimmloser Bildung.

Die Frage nach dem Entstehungsort des /s/-Geräusches ist umstritten. Ältere Meinungen weisen darauf hin, dass sich das exspiratorische Geräusch erst an den unteren Schneidezähnen bildet. Andere Autoren beschreiben, dass das /s/-Geräusch durch die Rauigkeit der Wände an der engsten Stelle der Rinne etwa in Höhe der Eckzähne entsteht. Zudem reibt sich der Luftstrom an der schmalen sagittalen Rinne der Zunge. Das Vestibulum oris wirkt als Resonanzraum.

Zuordnung
Dentallaut, Engelaut, stimmhafter/stimmloser Frikativ, Konsonant, Reibelaut, Sibilant, Spirant, Zischlaut
Genetisch gesehen sind die /s/-Laute Frikativ- oder Engelaute. Merkmal all dieser Laute ist: Ein artikulierendes Organ muss sich einer Artikulationsstelle so weit annähern, dass beim Durchtritt des Phonationsstroms ein Reibegeräusch entsteht. Die Frikativ- oder Engelaute werden nach dem Ergebnis solcher Produktionsbedingungen daher auch Reibelaute genannt.
Frikativlaute, die durch eine Einengung in der Sagittallinie des Mundraumes hervorgebracht werden, heißen *Spiranten* – oder vom Klangprodukt her gesehen – *Sibilanten* oder Zischlaute. Durch eine Einengung in der Sagittallinie des Mundraumes werden auch /s/-Laute gebildet, sie gehören demnach phonetisch zur Abteilung *Spiranten* oder *Sibilanten* der Lautklasse Frikativ- oder Engelaute (vgl. Wängler, 1983)

Kiefer- und Zahnstellungsanomalien können fehlerhafte /s/-Bildungen begünstigen. Beträgt bei frontal offenem Biss der Schneidekantenabstand mehr als 2 mm, kommt es i.d.R. zur interdentalen Bildung, da hier die Zunge nicht mehr ausgleichen kann. Prognathie fördert die apikale Bildung, während normale Zahnverhältnisse und leicht progene Formen eher zur dorsalen Bildung neigen.
Bei vollständig fehlenden Zähnen kann der normale /s/-Klang durch die Annäherung der Alveolarkämme auf 2 mm erzielt werden

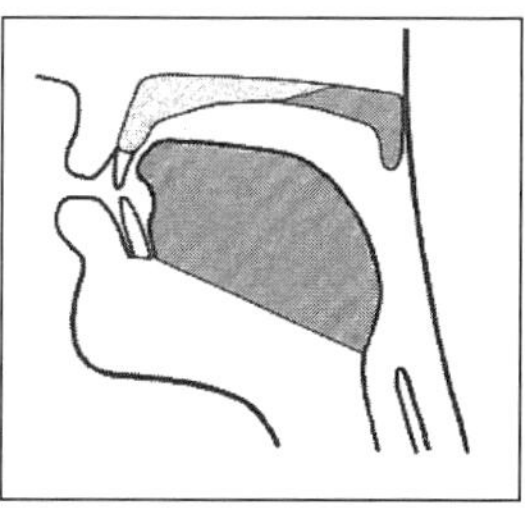

Eine kleine Durchlassöffnung kann für den Brechungseffekt des Luftstromes auch kompensatorisch eintreten. So kann man auch ohne Zähne einwandfreie /s/-Laute bilden.

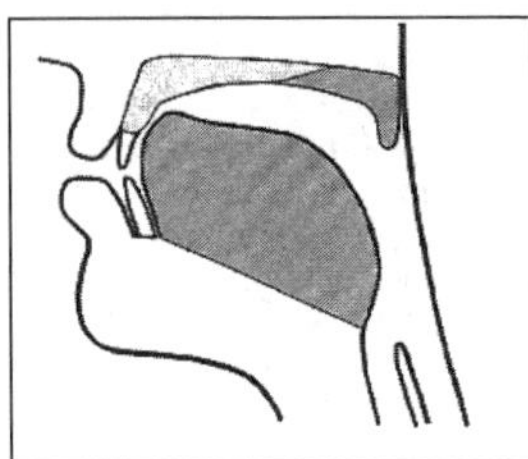

Varianten

Stimmloses /s/ ist zu sprechen:

- im Auslaut (auch vor Abteilungssilben wie in „Höschen“
- wenn ss oder ß geschrieben wird
- bei st und sp (außer in deutschen Wörtern im Anlaut)
- in den Konsonantenverbindungen ts (= z, tz) und ks (= x, chs)
- im Inlaut nach Konsonanten, außer nach r, l, m, n

Stimmhaftes /s/ ist zu sprechen:

- im Anlaut vor Selbstlauten (auch nach Vorsilben)
- in Endungen wie -sal, -sam
- im Inlaut zwischen Selbstlauten sowie nach l, m, n, r

Stimmhaftes /s/ wird im süddeutschen Raum durch die stimmlose Variante ersetzt; im hessischen Raum dagegen oft medial sonoriert.

3.3.2 Sigmatismus

Unter Sigmatismus versteht man die Fehlbildung des /s/-Lautes und seiner Verbindungen.
Fehlbildungen der /s/- und /ʃ/-Laute kommen isoliert oder kombiniert vor. In der phonetischen Form treten sie dissoziiert auf: Sigmatismus interdentalis, Schetismus lateralis. Wird der /s/-Laut durch einen anderen phonetisch korrekten Laut ersetzt, wie /ʃ/, /f/, so liegt hier eine Vorverlagerung im phonologischen Sinne vor. Ersetzungen durch /t, d/ sind Plosivierungen (früher als „Parasigmatismus“ mit Ersatzlaut /d, t/ bezeichnet).

Formen
Die häufigste Erscheinungsform ist der interdental gebildete Laut, das sogenannte Lispeln. Infolge eines zu geringen Zungendruckes, verbunden mit minimaler oder fehlender Zungenfurchung, meist mit Zungenprotrusion einhergehend, entweicht der Luftstrom flächig. Der Lautklang ist verändert, meist ein „stumpfer“ Klang.
Patienten mit interdentalem Sigmatismus neigen auch dazu, /d, t/, /n/ und /l/ zu dentalisieren, bei ausgeprägter Hypotonie der Zunge auch zu labialisieren. Auffällig häufig ist dabei eine vorliegende myofunktionelle Störung (Hypotonus).

Sonderformen
Gelegentlich kommt es auch zu Verzerrungen, die die interdentale Variante und das /f/ vereinigen. Dabei berührt die Unterlippe die Oberzähne, die Zungenspitze ist gesenkt, die sagittale Rinne geformt. Es entsteht ein scharfes, pfeifendes Klangbild.
Seltene Substitutionen von /f/ zu /s/ findet man häufig bei hörgeschädigten Patienten.
Beim lateralen Sigmatismus hat die Spitze oder der Rücken der Zunge einen festen Kontakt mit den Oberzähnen, den Alveolen oder dem vorderen Gaumen, während der Luftstrom zu einer oder beiden Seiten der nach oben gedrückten Zunge gepresst wird. Meist sind die Mundwinkel zu der Seite verzogen, an der der Luftstrom entweicht. Die Zahnreihen sind geöffnet – ein Grund, warum ein lateraler Sigmatismus so auffällig ist.

Zu Elisionen – besonders in Konsonantenverbindungen – kommt es meist bei jüngeren Kindern (Net für Nest, Weppe für Wespe).

Sigmatismusformen

1. Labiodentale Sigmatismen (abnorme Lippenfunktion)
2. Linguale Sigmatismen (abnorme Zungenlage)
3. Nasale Sigmatismen (abnorme Gaumensegelfunktion)
4. Pharyngeale Sigmatismen (abnorme Rachenfunktion)
5. Laryngeale Sigmatismen (abnorme Kehlkopffunktion)

	Einteilung	*Beschreibung*	*Diagnostik*
1.	**Labiodentale Sigmatismen**	abnorme Lippenfunktion ohne Zungenbeteiligung	Zungenversuch: negativ Vorstrecken der Zunge bewirkt keine Klangveränderung
	Sigmatismus labialis	rüsselförmiges Vorschieben der Ober- und Unterlippe. Reibegeräusch entsteht an den Lippen. Luftstrom wird nicht an die Rückseite der oberen Schneidezähne gelenkt; entweicht durch die geöffneten Zahnreihen	
	Sigmatismus labiodentalis superior	während der /s/-Lautbildung wird die Unterlippe an die oberen Schneidezähne gelegt; /f/-ähnliches Geräusch	
	Sigmatismus labiodentalis inferior	das Reibegeräusch entsteht zwischen Oberlippe und unteren Schneidezähnen	
2.	**Linguale Sigmatismen**	abnorme Zungenlage	Zungenversuch: positiv
	Sigmatismus interdentalis	Lispeln die Zunge tritt zwischen den unteren und oberen Schneidezähnen hervor. Der Unterkiefer ist etwas gesenkt oder es besteht ein frontal offener Biss	
	Sigmatismus interdentalis lateralis	zusätzlich tritt der seitliche Zungenrand an einer Seite zwischen den Mahlzähnen hervor	
	Sigmatismus addentalis	Zunge wird an die Hinterseite der oberen Schneidezähne gepresst, keine Bildung der sagittalen Rinne. Luftaustritt erfolgt über gesamte Mundbreite	

	Einteilung	*Beschreibung*	*Diagnostik*
	Sigmatismus lateralis	Luftstrom gelangt flächig in die seitliche Wangentasche, wird dort abgelenkt und tritt an einer Stelle des Lippenspaltes wieder aus. An der gegenüberliegenden Seite legt sich die Zunge fest an. Schlürfender Lautklang	Phonendoskop Wangenklopfversuch
	Sigmatismus lateralis dexter	Luftaustritt rechts Zunge liegt in linker Wangentasche an	
	Sigmatismus lateralis sinister	Luftaustritt links Zunge liegt in rechter Wangentasche an	
	Sigmatismus bilateralis	Luftaustritt beidseitig Zunge liegt an beiden Wangenseiten an	
	Sigmatismus stridens	zu starker Luftstrom scharfer, fast pfeifender Klang	
	Sigmatismus lateroflexus (pseudo-lateralis)	Zungenspitze und mediane Rinne weichen nach einer Seite ab. Luftstrom wird links oder rechts gegen einen oberen Eckzahn gelenkt	
	Sigmatismus palatalis	durch Rückverlagerung der Zungenspitze und damit der medianen Rinne wird der Luftstrom gegen den harten Gaumen gelenkt. Reibegeräusch entsteht zwischen Zungenspitze und hartem Gaumen, unscharfer, dem /ç/ ähnlicher Ersatzlaut	
3	**Nasale Sigmatismen**		Nasalitätsproben
	Sigmatismus nasalis	während der /s/-Lautbildung tritt Luft aus der Nase aus	
	Sigmatismus nasalis partialis	Der /s/-Laut wird mit richtiger Zungenstellung gebildet. Mangelnder Gaumenschluss fügt nasalen Beiklang hinzu. Blasendes Geräusch entsteht linguodental und nasal oder pharyngeal bzw. laryngeal und nasal	Nasenversuch Zungenversuch
	Sigmatismus nasalis totalis	Die Zunge schließt in /t/-Stellung den Mundraum nach vorne hin ab. Die gesamte Artikulationsluft entweicht durch die Nase. Blasendes Geräusch entsteht nur intranasal	Nasenversuch Zungenversuch

	Einteilung	*Beschreibung*	*Diagnostik*
	Sigmatismus velaris	nasale Bildung der Zischlaute durch Schnarchgeräusche. Entstehung zwischen dem ungenügend schließenden Gaumensegel und der Rachenhinterwand. Zunge verschließt den Mund am Gaumen oder an den Zähnen	
	Sigmatismus velaris partialis	Artikulationsluft tritt aus Mund und Nase aus	Nasenversuch: positiv; kein Schnarchgeräusch Zungenversuch: kann positiv sein
	Sigmatismus velaris totalis	die gesamte Phonationsluft entweicht durch die Nase	
4	**Pharyngeale Sigmatismen**	(abnorme Rachenfunktion)	
	Sigmatismus pharyngealis simplex	raues, pharyngeales Reiben entsteht linguopharyngeal (zwischen Zungengrund und hinterer Rachenwand). Ähnlichkeit mit /x/ und Zungengrundschnarchen	Nasenversuch: negativ Zungenversuch: positiv
	Sigmatismus pharyngealis nasalis	zusätzlich fehlender Gaumenabschluss, linguopharyngeale und nasale Geräuschentstehung	Nasenversuch: positiv Zungenversuch: positiv
5	**Laryngeale Sigmatismen**	(abnorme Kehlkopffunktion)	
	Sigmatismus laryngealis simplex	laryngeales Fauchen infolge sphinkterartig verschlossenen Kehlkopfeinganges (intralaryngeale Geräuschentstehung)	Nasenversuch: negativ Zungenversuch: negativ
	Sigmatismus laryngealis nasalis	Geräuschentstehung erfolgt intralaryngeal und nasal	Nasenversuch: positiv Zungenversuch: negativ

Diagnostik

Ausreichend ist der auditive Eindruck des Therapeuten. Hilfreich kann dabei die Spiegelung der Lautproduktion des Patienten sein, um die Bildung – und insbesondere die Zungenlage – eruieren zu können. Um Schwerhörigkeit als Ursache auszuschließen, ist die fachgerechte Erstellung eines Audiogramms erforderlich. Folgende Möglichkeiten stehen zur Verfügung; es handelt sich um sogenannte Sigmatismusproben:

Sigmatismusproben

Lingualer Sigmatismus

- Beobachtung der Zungenlage, evtl. Palatographie (Darstellung der Kontaktflächen von Zunge und Gaumen mittels Röntgen-/Kontrastmittel zur Beurteilung der Lautbildung). Verändert sich der Klang bei Verlagerung des Zungenkörpers, dann ist meist eine fehlerhafte Zungenfunktion die Ursache.

Lateraler Sigmatismus

- Abhören der Luftströmung mit einem Hörschlauch (= *Phonendoskop*): Ein Ende des Schlauches wird an das Ohr des Untersuchers gehalten, mit dem anderen fährt man entlang der Zahnreihen – Klangveränderungen lassen die Luftaustrittsstelle ermitteln. Als Ersatzhilfsmittel kann auch ein Strohhalm dienen, um die Stelle des Luftaustrittes deutlich zu machen.
- *Klopfversuch* (nach Führing, Wurst): Während der Phonation wird die Wangenmitte bis zum Lippenrot leicht abgeklopft. Bei lateraler Lautrealisation verändert sich das Klangbild.
- *Wangenabziehversuch* (nach Arnold): Bei der Lautbildung wird die Wange des Patienten leicht von den Zahnreihen abgezogen. Erfolgt eine Veränderung des Klangbildes, liegt eine laterale Lautbildung vor.
- *Fädchenversuch* (nach Weiner): Ein Fädchen, an dem eine kleine Feder befestigt ist, wird vor der Mundöffnung des Patienten leicht hin und her gependelt. Wird das Fädchen auf einer Seite stärker abgelenkt, gibt dies den Hinweis auf die Seite der lateralen Bildung.

Nasaler Sigmatismus

- *Czermak`sche Platte/Spiegelversuch*: Beschlägt die während der /s/-Phonation vor die Nase gehaltene Platte/der Spiegel, so liegt ein positives Ergebnis vor.
  Beobachtung der Hauchbildungsstrukturen mittels Spiegel (nach Harth): Der Spiegel hat in der oberen Mitte eine Vertiefung für die Nasenspitze. Senkrecht vor den Mund gehalten ergeben sich bei der Bildung des /s/ je nach der Störung verschieden große und verschieden geformte Hauchbilder, während bei der korrekten Lautbildung nur in der vorgezeichneten Mitte ein kleines bzw. gar kein Hauchbild zu finden ist.
- *Nasenversuch*: Das Klangbild verändert sich, wenn während der /s/-Bildung die Nase zugehalten wird.

Bei Rachenmandelhyperplasie wird Adenotomie empfohlen. Der Beginn der Therapie während der Zahnwechsels im Frontzahnbereich ist nicht ratsam

Ursachen

Organisch

- Schwerhörigkeit, da die hohen Formanten des normalen /s/-Lautes nicht gehört werden (die vom Gehör gesteuerte Sprechmuskulatur stellt sich auf das wahrgenommene – hier inkorrekte – Klangbild ein).
- Schwerhörigkeit führt in Verbindung mit Zahnstellungsanomalien zu 90% zum Sigmatismus.
- verminderte auditive Diskriminierungsfähigkeit, unzureichendes akustisches Gedächtnis (bei gleichzeitig vorliegenden phonologischen Auffälligkeiten)
- adenoide Vegetation (daraus folgt fehlender Mundschluss mit Zungenprotrusion)
- Biss- und Kieferstellungsanomalien
- Dysglossien, Teilresektionen des Zungenkörpers
- Gaumenspalte, Gaumensegellähmung, kongenital verkürztes Gaumensegel
- geistige Entwicklungsstörungen

Funktionell

- myofunktionelle Störungen (hypotone Zunge)
- linguale Hypermotorik – überanstrengte Sprechweise (Zungenapex wird an/zwischen die Schneidezähne gepresst)

Sozial

- Nachahmung/ Vorbildrolle (insbesondere von Eltern, Geschwistern, aber auch Erziehern = im unmittelbaren Umfeld)
- Verstärkung durch „Niedlichkeitsfaktor“ („Es klingt so süß“)

Therapie

Indikation

Es ist nicht zwingend erforderlich und notwendig, einen Sigmatismus zu therapieren. Die Kommunikation ist i.d.R. dadurch nicht beeinträchtigt. Eine erfolgreiche Behandlung ist meist nur bei Vorliegen eines Indikators in Aussicht gestellt:

- bei Leidensdruck
- im Zusammenhang mit MFS
- zur Begleitung der kieferorthopädischen Behandlung
- bei Bereitschaft der Patienten, die Lautbildung positiv zu verändern

Ziel

Erlernung eines korrekt gebildeten Lautes, Transfer des Lautes in die Spontansprache

Stufen der Therapie

Erarbeitung von Basisfunktionen

Vorbereitende Übungen

Zum *gesamtkörperlichen Spannungsaufbau* werden folgende Übungen empfohlen: Zehenspitzenstand zum Aufbau der Zungenspitzenspannung; Pinzettengriff mit kurzer Dauerspannung; Über-Kopf-Übungen mit nach vorn oben gerichteter Ganzkörperstreckung (z.B. Antippen eines Luftballons mit den Fingerspitzen); bei lateralen Sigmatismen Gang auf Fußaußenkanten zum Spannungsaufbau der Zungenränder.

Die Gesamtkörperspannung kann ebenso durch einen spannenden Übungsaufbau (mit Geheimnischarakter) initiiert werden.

Nach der detaillierten Diagnostik dienen *mundmotorische Übungen* der gezielten Verbesserung von Tonus und Koordination der an der Lautbildung beteiligten Artikulatoren. Auch wird dadurch die intraorale Wahrnehmung angeregt und gefördert. Übungen zur Luftstromlenkung und -dosierung werden ebenso vorbereitend durchgeführt.

Hörübungen haben eine verbesserte auditive Aufmerksamkeit und Differenzierungsfähigkeit zum Ziel. Sie werden vorbereitend und begleitend zur Therapie des Lautes durchgeführt:

- Heraushören des Lautes aus einer Reihe anderer Laute. Die Lautkontraste werden dabei systematisch minimiert: Vokale – Konsonanten – Sibilanten
- Bestimmung der Position des Lautes im Wort: initial – final – medial
- Unterscheidung korrekter – inkorrekter Laut

Der Patient produziert den Laut während dieser Übungen nicht selbst!

Die auditive Wahrnehmung wird für den neu zu erlernenden Laut sensibilisiert. Der korrekte Laut wird „auditiv engrammiert“, um damit ein internes Vergleichsmuster des Ziellautes für die eigene Lautproduktion zu schaffen. So kann sich der Feedback-Kreis schließen. Es entwickelt sich zunehmend die Fähigkeit des Eigenhörens inklusive der angestrebten Selbstkorrektur bei Fehlbildungen als wichtige Voraussetzung für den späteren Transfer des Lautes in die Spontansprache.

Voraussetzungen für korrekte Lautbildung

- Koordination des Zungenapex
- Tonus des Zungenkörpers, der Lippen und der Wangen
- Luftstromlenkung und -dosierung
- Zahnreihenschluss
- Gaumensegelfunktion

vgl. Abb. Therapieaufbau S. 74

Lautanbahnung

In der Praxis wird man für den phonetischen Exkurs immer verschiedene Methoden kombinieren, die speziell auf die Bedürfnisse des Kindes abgestimmt sind.

Aktive Methoden sind erfahrungsgemäß effektiver. Der Patient ist direkt und aktiv beteiligt.

Als **Anbahnungsmethoden** bezeichnet man eine systematisierte Sammlung linguistisch ableitbarer Vorgehensweisen sowie eine Sammlung erprobter Hilfestellungen zur Ziellautproduktion

Ableitung: Aus einem bereits vorhandenen phonetisch benachbarten Laut wird der korrekte Laut durch eine möglichst geringe Änderung an den Artikulatoren entwickelt. Ziel ist es, über bereits vorhandene Repräsentationen und Bewegungsmuster den Ziellaut /s/ isoliert auf der Lautebene zu produzieren.

Ableitungsmethoden:

dorsal:
/f/ → /s/
/ç/ → /s/
/a/ → /s/
/t/ → /s/
/m/ → /s/
/v/ → /s/
/h/ → /s/

apikal:
/t/ → /s/
/n/ → /s/
/x/ → /s/

Mögliche Ableitungen für die dorsale Bildung sind:
/f/ zu /s/: Während der Artikulation eines langen /f/ wird die Unterlippe von den Zähnen weggezogen bzw. vom Patienten selbst (mittels Zeigefinger in Höhe der mittleren unteren Schneidezähne) gesenkt.
/ç/ zu /s/: Während der Phonation des /ç/-Lautes erfolgt eine langsame Annäherung des Unterkiefers an den Oberkiefer, wobei unter Beibehaltung der sagittalen Rinne der austretende Luftstrom sich an den unteren Schneidezahnkanten reiben kann.
/a/ zu /s/: Die Zunge liegt flach auf dem Mundboden und wird bei Unterkieferbewegungen auch liegen gelassen. Der Patient phoniert ein langes /a/ oder /a/-/i/ und schließt dabei langsam die Zahnreihen. Dabei entsteht ein pfeifendes Geräusch, das den /s/-Charakter in sich trägt oder bereits dem Ziellaut sehr nahe kommt.
/t/ zu /s/: Die Zungenspitze liegt beim /t/ hier an der Innenfläche der unteren Schneidezähne. Während der wiederholenden Phonation erhält man ein /tz/-Geräusch, welches zunehmend in /t/ und /s/ getrennt wird.
/m/ zu /s/: Besonders gut geeignet bei sogenannten laryngealen Sigmatismen, da der Laut erst nach vorn verlagert werden muss. Während der Phonation werden die Lippen breit gezogen (gespannt) und leicht geöffnet.
/v/ zu /s/: Während der Phonation des bilabialen /v/ werden aktiv die Mundwinkel herabgezogen.
/h/ zu /s/: Der Unterkiefer wird mit Daumen und Zeigefinger hochgedrückt. Gleichzeitig wird mit der Zeigefingerspitze die Zunge hinter dem Kinn vom Mundboden aus angehoben.
Während des Pfeifens erfolgen Zahnreihenschluss und Lippenbreitzug.

Die Ableitungsmethoden setzen beim Patienten die Fähigkeit voraus, die Bewegungsanweisungen für die Artikulatoren entsprechend umzusetzen. Dieses gelingt nur mit einem entsprechenden Sprachverstehen sowie ausgereiften sensomotorischen Grundlagen

Für die apikale Bildung sind folgende Methoden möglich:
/t/ zu /s/: Die /t/-Bildung wird mit Schleuderbewegungen der Zunge bei Spreizung der Lippen und angenäherten Zahnreihen verbunden: t-t-t-t-t-ts-tss-tsss-ss
/n/ zu /s/: Während der Bildung des Nasallautes wird die Nase zugehalten. Über die Absprengung der Zunge entsteht ein /s/-ähnliches Geräusch. Voraussetzung ist ein Gaumenschluss. Nicht geeignet ist diese Ableitungsmethode bei nasalen Sigmatismen.
/x/ zu /s/: Während der Phonation eines gepressten palatalen /x/ wird die Zunge im Mundraum langsam nach vorn geschoben bei gleichzeitigem Kieferschluss.

Absehen des Lautes: Die Lautanbahnung erfolgt in einer Kombination aus Imitation und Fokussierung auf das Mundbild. Zur visuellen Kontrolle wird meist ein Spiegel zur Hilfe eingesetzt. Da der Laut /s/ ein prägnantes Mundbild aufweist, an dem die Stellung der Artikulatoren gut abgelesen werden kann, wird die Methode oft unterstützend eingesetzt.

Beschreibung: Die physiologische Bildung des Lautes wird vermittelt unter Zuhilfenahme des Mundbildes des Therapeuten, des Spiegels zur eigenen visuellen Kontrolle und schematischer Zeichnungen. Vorausgesetzt werden eine entsprechende kognitive Reife, Sprachverstehen und metasprachliche Fähigkeiten im weiteren Sinne. Ebenso unerlässlich ist auch die Fähigkeit des Therapeuten, die phonetischen und anatomischen Hintergründe in eine kindgemäße Sprache zu übersetzen.

Nachahmen des Lautes: Der Schwerpunkt liegt hierbei auf dem auditiven Eindruck des Ziellautes. Die Aufforderung zur Imitation basiert zunächst auf dem Lernen durch Versuch und Irrtum. Zunächst bleibt der Patient in seinem Versuch frei, sich dem vorgegebenen Lautmuster anzunähern. Dabei wird immer wieder hörend abgeglichen, während der Therapeut differenzierte und konkrete Rückmeldungen gibt. Bei Misslingen sollten weitere Hilfestellungen eingesetzt werden.

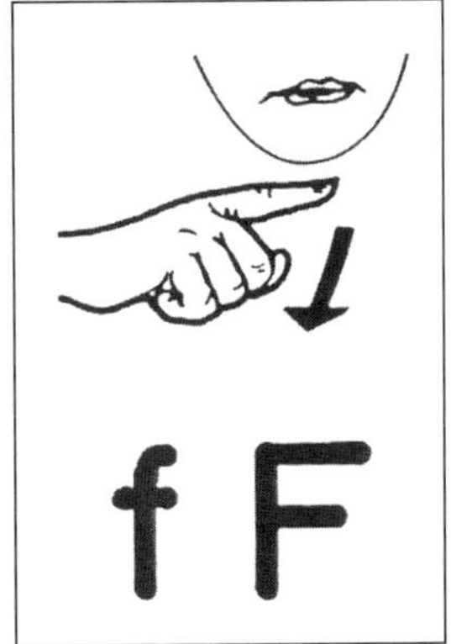

Lautbildungsunterstützende Bewegungen: Diese nutzen den Einfluss der Feinmotorik auf die Artikulationsmotorik. Korrespondenzen zwischen Fingern und Zunge werden angenommen. So wirkt sich eine Druckerhöhung auf die Fingerspitzen auch auf eine Verstärkung des Tonus in der Zungenspitze aus und kann die Klangqualität des Ziellautes beeinflussen. Ein bekanntes Bewegungsmuster hierfür ist das Herausziehen dünner Wollfäden aus einer Fadenbox mittels Pinzettengriff. Ebensolche fließenden Bewegungsmuster bieten das Zeichnen von Sonnenstrahlen, das Herausziehen von Stacheln aus dem Kaktus/Igel oder das vorsichtige und schleichende Bewegen kleiner Schlangenfiguren über den glatten Boden. Das Phonembestimmte Manual System (PMS) nutzt ebenfalls diesen Zusammenhang als Unterstützung zur Lautbildung. Parallel verstärken visuelle und taktil-kinästhetische Wahrnehmungen den Lautcharakter.

Abfühlen des Lautes: Der charakteristische taktile Eindruck wird direkt vom Therapeuten abgenommen und mit dem eigenen verglichen. Die Strömung der zentrierten Luft und die Stimmhaftigkeit beim /z/ können so deutlich „fühlbar" gemacht werden. Voraussetzung ist ein gutes Vertrauensverhältnis, da unmittelbar am Vorbild wahrgenommen wird. So legt das Kind seine Finger direkt an den Mundboden des Therapeuten, um die Vibration beim stimmhaften Konsonanten fühlen zu können. Ein angefeuchteter Finger vor der Mundöffnung macht den gebündelten Luftstrom wahrnehmbar. Dieser kann auch mit Hilfsmitteln wie z.B. der vorgehaltenen Feder oder durch das pfeifende Geräusch des schräg zur Mundöffnung gehaltenen Strohhalmes verdeutlicht werden. Vibrationen bzgl. Sonorierung können mit einer elektrischen Zahnbürste oder Plüschfiguren mit Vibrationsmotor verdeutlicht werden.

Weitere Assoziationen für die stimmlose Variante sind: Missfallen, Verlangen nach Ruhe, Zischen eines Fahrradventils, Säuseln, Wind, Niesen u.a. Für die stimmhafte Variante werden gebraucht: an- und abschwellender Sirenenton, Säge

Indirekte aktive oder Ganzheitsmethode: Der Laut wird über Imitation von Geräuschen und Lautmalereien abgeleitet (Luft entweicht langsam aus einem kleinen Loch eines Fahrradschlauches /ssssss/, Bienen fliegen summend von Blüte zu Blüte /zzzzzz/). Dies wird durch passende Abbildungen, die darauf Bezug nehmen, noch unterstützt. Der Patient soll dabei eine ganzheitliche Vorstellung entwickeln.
Eine praxisorientierte Möglichkeit für die dorsale Anbahnung ist die Strohhalmmethode. Dabei wird ein Strohhalm mit wenigen Zentimetern Abstand schräg in Flötenstellung vor die Mundöffnung gehalten. Fokussiert auf die obere Öffnung wird aus dem Halm langsam Luft in den Mund gesogen. Dabei ist durch die Reibung der Luft an der gebildeten Zungenrille deutlich ein kalter Sog zu spüren.

Die Rillenbildung kann mittels Entlangstreichen eines kalten, feuchten Watteträgers (thermischer Reiz) auf der Zungenmitte vom Zungenrücken zum Apex vorab stimuliert werden

Danach wird vorsichtig die „herausgesogene“ oder „gezogene“ Luft langsam wieder in die Öffnung des Halmes hineingegeben. Die Lippen werden dabei leicht breit gezogen. Ein /s/-ähnlicher Klang entsteht. Diese Übung wird abwechselnd (Höreindruck) durchgeführt, bis das Kind sicher in der Durchführung und Erzeugung des „Lautes“ ist. Anschließend wird nur noch das Hineingeben (nicht blasen! Gefahr der Wangenbeteiligung) geübt. Später wird auch der Halm weggelassen und die Lautbildung nur noch über die Vorstellung trainiert und an das korrekte Lautbildungsmuster angeglichen.
Diese Methode ist durch die auditiv und taktil gut wahrnehmbare Luftstromzentrierung zur Behandlung für laterale und lateroflexe Sigmatismen besonders geeignet.

Handlungsvorschläge: Fäden aus der Fadenbox ziehen, kleine Schlangen wecken Tiere im Wald, die Sonne erhält Strahlen, Blumen erhalten Stiele, Papier vorsichtig in dünne Streifen reißen ...

Vorstellungshilfen: Diese beziehen sich hier auf den auditiven Eindruck.
Die gebräuchlichsten Klangbilder sind:

- Zischen einer kleinen Schlange (Luftstrombündelung, Senkung des Tonus)
- Summen einer Biene

Emotionale Elemente fließen bei der Auswahl mit ein.
Vorstellungshilfen bzgl. eines ähnlichen Bewegungsablaufes können über „das vorsichtige Herausziehen eines dünnen Fädchens aus dem Mund“ mit dem Pinzettengriff geschaffen werden.

Bei den passiven Methoden wird die korrekte Artikulationsstellung durch
a) Instrumente, z.B. Sonden, Spatel oder
b) Veränderung der Körperhaltung erreicht.
Sonden werden benutzt, um die Zunge in die korrekte Position zu bringen, zu halten und die sagittale Rinne zu fokussieren. Jedoch wird dadurch die Passivität der Zunge verstärkt bzw. ein Gegendruck erzeugt. Fraglich bleibt die Übertragung des Bewegungsmusters nach Entfernung des Hilfsmittels.
Beim Sigmatismus addentalis wird die Kopfrückbeugmethode empfohlen bzw. zu Beginn eine Therapie in Rückenlage: Durch die veränderte Haltung „fällt" die Zunge zurück. Es werden zunächst Wörter mit /a/ im Anlaut geübt, da hier die Zunge die tiefste Mundstellung erreicht.
Meist sind diese Methoden als alleinige Techniken ungeeignet, aber als zusätzliche Hilfen sinnvoll.

Lautfestigung

Stabilisierung des Lautes
Der Ziellaut wird gefestigt, um das neue Lautbildungsmuster bewusst zu machen und zu speichern.

Festigung des Lautes in Silben
Der Laut wird in allen Laut-Vokal-Kombinationen gefestigt. Zuerst wird der stl. Laut im Auslaut (erst langer, dann kurzer Vokal), anschließend in der Medialposition geübt und in Silbenspielereien gefestigt. Dabei ist der artikulatorische Schwierigkeitsgrad/die Koartikulation zu beachten: i-s, e-s, a-s, o-s, u-s. Der Übergang von Konsonant zu Vokal als Bewegungseinheit wird neu gelernt und gefestigt.
Die Arbeit auf der Silbenebene ohne den Bedeutungsinhalt/ohne die Assoziationen der Wortebene lenkt weniger von der Lautbildung ab.

Um die abstrakten Silben attraktiv zu gestalten, spielerische „Verpackung" (Zauberwörter) wählen. „Wege" zeichnen von Tier-/Vokalbild (I= Igel, E= Esel, U= Uhu ...) zur Schlange

Lautfestigung auf Wortebene
Allmählich wird ein Schlüsselwort (Key-Wort) eingeführt. Dieses sollte einsilbig sein – bestehend aus Vokal/Diphthong und Ziellaut – und ist erstmalig „Bedeutungsträger". Dieses Schlüsselwort wird gefestigt und automatisiert. Anschließend wird der Ziellaut auf Wortebene in finaler und medialer Position geübt.
Auch hier ist eine Einbettung in Spiele sinnvoll. Möglich sind klassische Varianten wie Memory, Lotto, Quartett, aber auch die entsprechende Einbettung der Wortkärtchen in andere frei auf dem Markt erhältliche Spiele. Diese sollten dem Alter entsprechend kurz und überschaubar sein, eine einfache, ansprechende Handlung aufweisen und zum Spiel animieren.

Schlüsselwort „Eis, aus", „See, Sau"

z.B. Angelspiel, Krabbelsack, Würfelspiele, Kegeln, Abwerfen

Gefahr der Ablenkung von der Lautbildung bei Übergang auf Wortebene durch Abruf des „alten" Artikulationsmusters

Als typisches Phänomen bei phonetisch-orientierten Therapieverfahren treten Übergeneralisierungen auf: Der neu erworbene Laut wird gehäuft meist wortinitial hinzugefügt. Dies kann durch auditive Vergleichsübungen (welches Wort gibt es?) minimiert werden.

Hilfen auf Silben- und Wortebene

- Einschub einer längeren Pause (Mau-s), dann Temposteigerung („sprich schneller")
- Anbindung des nachfolgenden Vokals durch ein /h/ (S-honne), Steigerung der Sprechgeschwindigkeit (schwierig, da jüngere Kinder noch nicht über ein segmentelles Wortwissen verfügen und damit den Laut „h" noch nicht weglassen können)

Unter einem Standardsatz versteht man einen zum großen Teil gleichbleibenden Satzteil, der nur geringfügig variiert werden kann. Z.B.: „Ich sehe eine/ein ..." „Neben dem Haus/in dem Haus liegt ein ..." Die Ziellautwörter sollten möglichst Bedeutungsträger innerhalb des Satzes sein. Der Ziellaut darf/soll zu Beginn nur in diesem Wort erscheinen. Die anderen Wörter im Satz sollten für den Patienten keine artikulatorische Hürde darstellen

Lautfestigung auf Satzebene

Der Laut wird nun innerhalb eines Wortes auf der Satzebene gefestigt. Beginnend mit Nomen als Bedeutungsträger werden auch die anderen flektierten und unflektierten Wortklassen (Verben, Adjektive, Artikel, Pronomen sowie Adverbien, Präpositionen, Konjunktionen, Partikel) mit eingebunden.

Neben der Zunahme an Wörtern und der inhaltlichen Bedeutung des Satzes muss zudem auf den Ziellaut geachtet werden, der an unterschiedlicher Position sowohl innerhalb des Wortes als auch innerhalb des Satzes stehen kann.

Hierbei wird schrittweise, in hierarchischen Abstufungen, vorgegangen:

- Standardsatz und Zielwort mit Auslautposition
  Ich finde eine grüne/gelbe ... Maus
- Standardsatz und Zielwort mit Anlautposition
  Auf dem ***S****ee schwimmt eine Ente, ein* ***S****chwan*
- Standardsatz und Zielwort mit Inlautposition
  *In der Ta****ss****e ist Tee, Kakao, Milch*
- Standardsatz mit veränderter Wortposition
- Standardsatz mit veränderter Wort- und Lautposition
- Standardsatz mit zwei Zielworten in gleicher Position
- Standardsatz mit zwei Zielworten in unterschiedlicher Position
- Lautanhäufungen
- Lautüberfüllungen

Alle Übungen sind spielerisch gestaltet und in Handlungen eingebettet.

Neben dem stimmlosen, stimmhaften Laut werden die Konsonantenverbindungen /ts/z/tz/, /ks/chs/x/ und /st/ (medial, final) mit eingebunden.

Generalisierung

Ziel dieser Stufe ist die Übernahme des Lautes in die Spontansprache. Über

- Verse, Reime, Abzählungen, Fingerspiele, Lieder
- gebundene oder gelenkte Spontansprache/Rollenspiel (eingebettet in ein Thema wie Einkauf, Arztbesuch, Bauernhof)
- freies Spiel

erfolgt ein stufenweiser Transfer des korrekten Lautes in die umgangssprachliche Anwendung.

Die Ablenkbarkeit von der korrekten Lautproduktion ist in dieser Stufe durch den starken Spiel- und Kommunikationsaspekt am größten. Der Therapeut gibt deshalb immer wieder Rückmeldung über die korrekte Lautproduktion bzw. weist bei Fehlbildungen darauf hin (korrektives Feedback).
Parallel dazu wird die Fremdwahrnehmung geschult, indem der Therapeut selbst immer wieder Fehlbildungen produziert, die vom Kind wahrgenommen und korrigiert werden sollen.
In dieser Phase werden verstärkt Eigenwahrnehmung und Selbstkontrolle gefördert. Wird der Laut zu 80% in der Spontansprache korrekt beherrscht, kann die Therapie abgeschlossen werden.
Zum Ende hin können die Abstände zwischen den Sitzungen vergrößert werden. Dabei ist zur Transfersicherung eine produktive Zusammenarbeit mit dem Elternhaus unerlässlich.
Die Eltern übernehmen die Rolle des Co-Therapeuten. Sie beobachten und korrigieren gegebenenfalls die Lautproduktion. In Bezug auf die Rückmeldung ist es hilfreich, Gesten oder Handzeichen zu vereinbaren, die das Kind auf eine Fehlbildung aufmerksam machen, um den Redefluss nicht durch verbale Kommentare unterbrechen zu müssen. Positive Rückmeldungen und Lob begünstigen die Motivation.

Nach einem ¼ Jahr sollte eine Kontrolluntersuchung durchgeführt werden, um den ausreichenden Transfer des korrekten Lautes überprüfen zu können.

Check-Liste „therapeutische Strategien“

- Korrektives Feedback
- Modellierte Selbstkorrektur
- Fokussierung und Verstärkung der Ziellautproduktion
- Eigenwahrnehmung und -kontrolle initiieren
- Handzeichen als „Fehlerhinweis“ bzw. „Aufpass-Zeichen“ vereinbaren

Prognose

Die Prognose ist gut, sofern keine psychischen und dyspraktischen Ursachen vorliegen. Bei bestehenden Hörbeeinträchtigungen kann der Lautklang infolge der eingeschränkten akustischen Rückkopplung verändert sein.

Apparative Hilfen

- Digitales Aufnahmegerät für Jugendliche und Erwachsene
- S-Indikator: Der korrekt gebildete Laut wird optisch sichtbar. Bei einem in seiner Frequenz richtig liegenden /s/-Laut leuchtet eine Kontrolllampe auf
- Hörtrainer: Bei einer Innenohrschwerhörigkeit werden die hohen Frequenzen besonders verstärkt

Anbahnungshilfen

Im Folgenden sind einige *Anbahnungshilfen* gesammelt, die zum Teil recht kurios sind:

- Wulff, 1983: Der Luftstrom wird auf dem Handrücken, in der hohlen Hand oder mit dem angefeuchteten Finger abgetastet. Man kann ihn auch mit Zigarettenrauch sichtbar machen, der in /s/-Stellung ausgehaucht wird.
- Einsatz schematischer Zeichnungen von Mundbildern und Sagittalschnitten, um Lippen- und Zungenstellungen deutlich zu machen.
- Stehen Zahnreihen zu fest aufeinander oder verdeckt die obere die untere, so werden diese mit Spatel oder Fingernagel offen gehalten.

- Zur Lenkung/Zentrierung des Luftstromes wird ein Glasröhrchen oder ein Hohlschlüssel, die Spitze eines Bleistiftes, die Kante eines Blattes Papier oder eines anderen scharfkantigen Gegenstandes, ein Grashalm, der Nagel des kleinen Fingers, durchbohrte Plättchen aus dünnem Blei- oder Aluminiumblech, ein Stück Papier mit einem kleinen Loch senkrecht vor die Mitte der Unterkieferzähne gehalten.
- Führing-Lettmayer, 1970, lässt zur Unterstützung der engen Rillenbildung „hecheln". Eine Erhöhung des Effektes wird erreicht, wenn vorab die Zungenmitte mit Menthollösung oder einem Pfefferminzbonbon bestrichen wird.
- Böhme u.a., 1987, lassen pfeifen.
- Seidner, 1987, lässt Milch o.Ä. saugen und mit derselben Zungenstellung ausblasen.
- Einsatz einer s-Flamme oder des Bunsenbrenners. Leuchtgas strömt unter starkem Druck aus einer nadelfeinen Glasspitze aus, sodass eine ca. ½ m lange Flamme entsteht. Diese sinkt sofort auf wenige Zentimeter zusammen, sobald ein scharfes /s/ gesprochen wird.
- Kramer, 1987, bezeichnet mit einem Stäbchen die Stelle am Zahn, gegen die das Kind ganz zart blasen soll.
- Ein flach zugespitztes Streichholz wird dem Kind zwischen die unteren oder oberen Schneidezähne gesteckt, sodass es etwas in die Mundhöhle hineinreicht. Damit wird die Zungenspitze an dieser Stelle „gelocht" und bietet gleichzeitig den Anreiz, eine schmale Rille zu bilden.
- Zungenturnen vor dem Spiegel. Die Zunge wird herausgestreckt und gegen eine median und sagittal aufgestellte 3-4 mm hohe Schiene oder eine entsprechend gebogene Sonde geführt, danach wird die Zunge in der gleichen Stellung langsam zurückgezogen.

Zum Beispiel:
sa-sa-Salat
si-si-Sieger

Hilfen für den Transfer

- Flüstersprache zum Übergang auf die Wortebene
- Kramer, 1987, und van Riper, 1995, üben den neuen Laut zunächst in sinnlosen Silben, wodurch das Einschmelzen in ein Ganzes leichter gelingt.
- Wulff, 1983, empfiehlt /s/-Übungen in Rhythmen und Tonfolgen, die stets lustbetont sind und gleichzeitig als Atemübungen dienen.

3.4 Tabellen zur Lautanbahnung

Die Lautanbahnung ist das Kernstück des phonetisch-orientierten Therapieansatzes. Sie hat zum Ziel, dem Patienten zu zeigen, wie ein Laut gebildet wird, um dessen Produktion dann später von der Festigung auf Lautebene über die Silbenebene bis hin zu spontansprachbezogenen Transfer- und Eigenkontrollübungen „einzuschleifen", d.h. schrittweise zu automatisieren und in der Alltagssprache zu verankern. Die Vermittlung der Lautbildung durch direkte phonetische Hinweise wie Zungenstellung, Luftstromlenkung u.Ä. gestaltet sich oft schwierig oder reicht nicht aus. Spezielle therapeutische Hilfen sind deshalb erforderlich: Geräuschassoziationen zum Laut. Sie geben dem Patienten die Möglichkeit, sich nicht direkt produktionsbezogen dem Laut nähern zu müssen (s. Beispiel)

Zur Hierarchie der Sprechleistungsstufen vgl. die Graphik zum „klassischen Therapieaufbau"

Beispiel: Therapeut und Patient stellen fest, dass /x/ wie das Fauchen eines Tigers klingt. Die Imitation des Geräusches ergibt sich aus dem Spiel

- Visuelle Hinweise

Spiegel, Mundbild des Therapeuten

- Manuelle Unterstützung durch den Therapeuten

Der Therapeut führt die Bewegung, oder setzt taktile Hinweisreize

- Der Einsatz grob- und feinmotorischer Bewegungsformen, die über einen assoziierten Bewegungszusammenhang die Lautbildung anteilig unterstützen

z.B. Fersengang zur Unterstützung der Gaumensegelhebung

Kann ein Patient mehrere Laute nicht bilden, muss der Therapeut entscheiden, welcher Laut zuerst angebahnt wird. Hier kommen mehrere Überlegungen zum Tragen:

- Erfolg motiviert! Welcher Laut kann bei einem Patienten sehr leicht und schnell angebahnt werden? Wo gibt es eine einfache Geräuschassoziation, die durch Imitation schnell zu einem praktikablen Ergebnis führt? Ist ein Laut möglicherweise leicht von einem bereits vorhandenen abzuleiten?
- Welcher Laut muss angebahnt werden, um die Verständlichkeit des Patienten schnell und effektiv zu verbessern? Die Entscheidung hängt auch von der Häufigkeit ab, mit der ein Laut in der Muttersprache vorkommt.
- Gibt es einen positiven emotionalen Bezug zu einer bestimmten lautbildungsbezogenen Geräuschimitation?
- Die Wahrscheinlichkeit, mit der ein bestimmter Laut während der Lautsprachentwicklung erworben wird, kann als Argument für die Präferenz eines Lautes bei der Anbahnung herangezogen werden.

Vgl. dazu: Van Riper u. Irwin 1976, Weinert 1982

s. Kapitel zum Lautspracherwerb S. 24

Konkrete Anbahnungsmethoden für einzelne Laute wurden tabellarisch nach folgenden Kriterien zusammengestellt.

Lautbeschreibung	Der Konsonant wird aus phonetischer Sicht nach Artikulationsort, Artikulationsart und Stimmbeteiligung beschrieben.
Voraussetzungen für die korrekte Lautanbahnung	Die wichtigsten Voraussetzungen für die korrekte Bildung des Lautes werden genannt.
Lautbildung	Die physiologische Bildung des jeweiligen Lautes wird skizziert und im Bild verdeutlicht.
Lautcharakter	Die Stimmung, Assoziation, die ein Laut weckt, wird beschrieben. Da es sich um subjektive Wahrnehmungen handelt, kann nur eine Tendenz angegeben werden.
Anbahnungsmöglichkeiten	Ein anzubahnender Laut kann von einem anderen (bereits korrekt beherrschten) Laut abgeleitet werden. Hilfreich ist dabei die Berücksichtigung der Koartikulation.
Unterstützung auf Wahrnehmungsebene	Der neu zu erlernende Laut soll über möglichst viele Sinneskanäle wahrgenommen werden können. Dabei kann ein Laut besonders gut über den visuellen Sinneskanal (V), ein anderer über den taktilen (T) oder kinästhetischen Kanal angeboten werden. Dies entspricht auch den prägnanten Eigenschaften des Ziellautes.
Assoziation	Bilder, Beschreibungen, Geräusche erleichtern es dem Kind, sich eine Vorstellung vom Laut zu schaffen. Der neu zu erlernende Laut soll mit einer bekannten Vorstellung verknüpft werden.
Hilfen (manuell)	Zur Unterstützung der phonetischen Lautbildung können zusätzliche Hilfestellungen über Stimulation o.Ä. angeboten werden.
Phonemzeichen	Das Phonembestimmte Manualsystem (PMS), welches von Schulte 1974 publiziert wurde, ist eine Sprechgliederungshilfe zur Verdeutlichung der artikulatorischen Merkmale der Lautgestalten und besteht aus 28 Phonemzeichen. Hand- und Sprechbewegungen laufen parallel ab und sollen die bedeutungsunterscheidenden Merkmale und Funktion der Phoneme bewusst werden lassen und eine motorische Umsetzung erleichtern.
Lautbildungsunterstützende Bewegungen	Gezielte Bewegungen einzelner Körperteile werden genutzt, um gesamtkörperlich die Lautanbildung zu unterstützen. Grundvoraussetzungen (G), die Bewegungsart (BA), die entsprechenden Körperteile (KT) und die Bewegungsrichtung (BW) werden erläutert. Die auf jeden Laut speziell ausgerichtete Bewegungsdurchführung wird nachvollziehbar skizziert.
Mundmotorik	Da im phonetischen Ansatz ein Zusammenhang zwischen mundmotorischer Fähigkeit und der Artikulation des Ziellautes angenommen wird, ist das Angebot entsprechender Mundmotorik-Übungen innerhalb dieser Sichtweise konsequent, wenngleich umstritten.
Erste Spielideen zur anschließenden Festigung auf Lautebene	Diese Vorschläge sind für die erste spielerische Umsetzung gedacht. Material und Charakter des Lautes sollen sich in der Spielhandlung wiederfinden.

Die Lautanordnung erfolgte entsprechend ihrem altersspezifischen Phonemerwerb.

1. Artikulationszone
(Labiale, labio-dentale Laute)

Laut	*/m/*
Lautbeschreibung	bilabialer Nasal
Voraussetzungen für die korrekte Lautanbahnung	lockerer Lippenschluss, Lippen- und Wangenmuskulatur müssen eine feine Spannung aufbauen können, physiologische Velumfunktion, unauffällige Nasenresonanz
Lautbildung	locker geschlossene Lippen, leicht gesenkter Unterkiefer, Zähne sind nicht geschlossen, Zunge berührt untere Zahnreihe und liegt flach im Mund, Gaumensegel hängt schlaff, Stimmbänder schwingen
Lautcharakter	wohlig, ruhig, weich, leicht
Anbahnungsmöglichkeiten	Ableitung von /n/ > /m/ (Lippen schließen, Zunge vom Gaumen lösen) Ableitung von /a/ > /m/ (Lippen unter fortlaufender Phonation schließen) Ableitung von /v/ > /m/ (Lippen schließen, insbesondere Oberlippe nach unten bewegen – unter Beibehaltung der Phonation, damit der Luftstrom nasal umgelenkt werden kann) Imitieren eines Geräusches (z.B. Melodie summen)
Unterstützung auf Wahrnehmungsebene	visuell: Eigenwahrnehmung über Spiegel, Fremdwahrnehmung: Therapeutenvorbild, Luftstromumlenkung: ein unter die Nase gehaltener Spiegel beschlägt taktil: Erfühlen der geschlossenen Lippen und Erspüren ihrer Vibration, Wahrnehmen des Luftstromes mit dem unter die Nase gehaltenen Finger
Assoziation	schmackhaftes Essen genießen, Lieder summen, Brummen wie ein Bär
Hilfen (manuell)	Lippen zur Verbesserung der Spannung palpieren, Lippen schließen, Unterkieferhebung unterstützen (keine Okklusion!), etwas mit den Lippen festhalten (z.B. Spatel), Einsatz einer Mundvorhofplatte

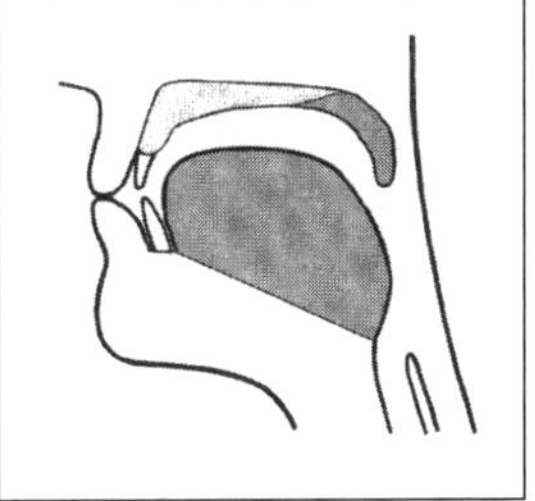

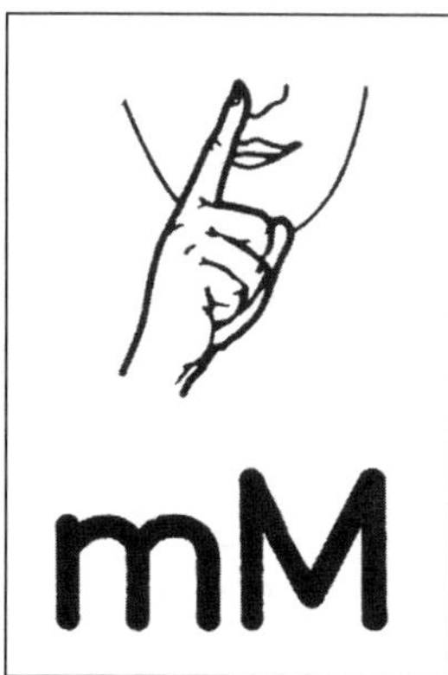

Laut	*/m/*
Phonemzeichen	PMS: Zeigefinger der sonst geschlossenen Hand an vorderen Nasenflügel setzen
Lautbildungsunterstützende Bewegungen	Grundvoraussetzungen: ausgeglichener und ruhiger Tonus (Spannungsabbau!) Bewegungsart: großzügig, weit, geführt, lang, rund Körperteile: locker geschlossene Fäuste oder Füße Bewegungsrichtung: aus der Körpermitte heraus nach vorn oder weite Bogenbewegung der Arme von der Seite nach vorn (Hände in Bauchhöhe) > Bauch reiben, Kegel schwingen
Mundmotorik	Lippenübungen zur Sensibilisierung und Kräftigung, taktile Informationen im Lippenbereich zur Lenkung der Aufmerksamkeit
Erste Spielideen zur anschließenden Festigung auf Lautebene	leckeres Essen kochen und genießen, anschließend Wohlgeschmack kundtun, Lieder summen, Zaubersprache, Bären streifen brummend durch den Wald, Hummeln fliegen über eine blühende Wiese, Flugzeuge landen, Schiff fährt ruhig über den See

1. Artikulationszone

(Labiale, labio-dentale Laute)

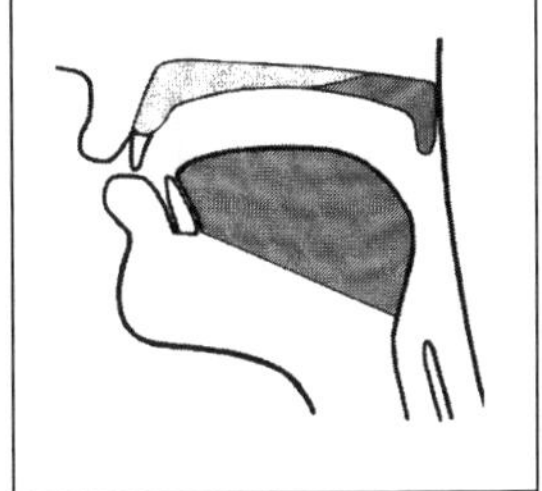

Laut	*/f/*
Lautbeschreibung	stimmloser labiodentaler Frikativ
Voraussetzungen für die korrekte Lautanbahnung	möglichst vollständige Frontzahnreihe (für geschlossenen Kontakt zur Unterlippe), physiologisches anatomisches Verhältnis Unterkiefer zu Oberkiefer (erleichtert Kontakt von Zähnen zu Oberlippe), tonisierte Lippen- und Wangenmuskulatur, Zwerchfellspannung zur dosierten Luftstromabgabe, gezielter Luftstrom
Lautbildung	Gaumensegel schließt den Durchgang vom Rachen zum Nasenraum ab, Unterlippe nähert sich den oberen Schneidezähnen, bis sie sanft anliegt, Zunge liegt flach am Mundboden, Zungenspitze befindet sich meist in gleicher Höhe wie bei der dorsalen /s/-Bildung, Luftstrom streicht breit zwischen dem mittleren, etwas eingekerbten Teil der Unterlippe und den Zahnreihen hindurch (bleibt dabei anstrengungslos leicht), stimmloses Reibegeräusch entsteht
Lautcharakter	ruhig und sanft, vorsichtig vorwärts strömend, langsam und leicht
Anbahnungsmöglichkeiten	Anbahnung: /u/ > /f/ (/u/ flüsternd phonieren, Unterlippe an Schneidezähne bringen) Anbahnung: /h/ > /f/ (/h/ hauchen, Mund dabei langsam schließen) Anleitung: auf Unterlippe beißen, durchpusten
Unterstützung auf Wahrnehmungsebene	visuell: im Spiegel labiodentaler Kontakt gut sichtbar, Kerzenflackern symbolisieren, in der horizontalen Lage Feder auf labiodentale Kontaktstelle legen und wegpusten lassen taktil: vorab auf Unterlippe kauen, Luftstrom spüren (mit Fingerspitzen abfühlen, in hohle Hand/auf Handrücken phonieren)

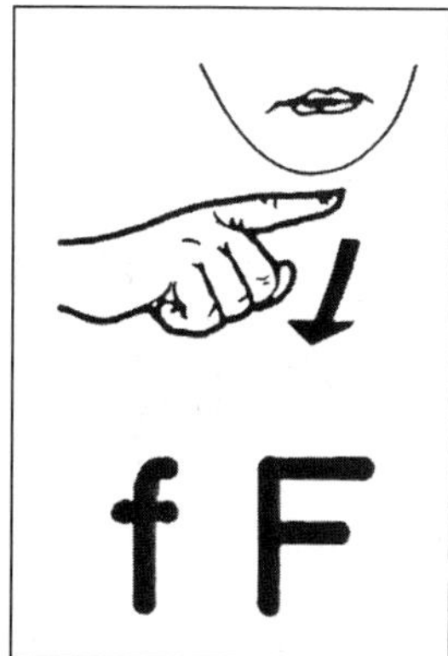

Laut	*/f/*
Assoziation	Luft zischt aus Reifen/Luftballon, Licht ausblasen, heiße Suppe oder Windmühle anblasen, Wind
Hilfen (manuell)	Drei-Finger-Griff: mit dem Zeigefinger Unterlippe passiv an obere Zahnreihe legen, Mittelfinger stabilisiert Unterkiefer, Daumen stimuliert Wangenspannung
Phonemzeichen	PMS: gestreckter Zeigefinger der sonst geschlossenen Hand führt von den Lippen fließend weg
Lautbildungsunterstützende Bewegungen	Grundvoraussetzungen: guter Gesamtkörpertonus, ausreichend Spannung für dosierte Luftabgabe Bewegungsart: geführt, strömend, langsam und weiträumig unter Beachtung der Atemkapazität des Kindes Körperteile: beide Arme und Hände mit Betonung auf den Fingern Bewegungsrichtung: von der Körpermitte weg nach vorne oben, von der Seite nach vorne > mit ausgestreckten Armen fliegendes Flugzeug imitieren (zur Erhöhung der Körperspannung kleinen Gegenstand auf Handoberfläche legen)
Mundmotorik	Lippenspannung, Wangenspannung, Luftstromzentrierung und -dosierung
Erste Spielideen zur anschließenden Festigung auf Lautebene	Kerze anpusten, sodass die Flamme flackert, Reifen mit Luft aufpumpen, Fäden aus Fadenkiste ziehen, kleine Käfer fliegen lassen (mit Daumen und Zeigefinger gehalten), Windspiele (Wind pustet sacht Blätter von den Bäumen), Schneespiele (Wind pustet Watte/Konfetti/Styropor über den Wald), Federn werden zum Auspolstern eines Nestes der Vogelmutter zugepustet, Wasserspiele (Wellen auf Wasserteller pusten oder „Suppe“ anblasen)

Laut	*/v/*
Lautbeschreibung	stimmhafter labiodentaler Frikativ
Voraussetzungen für die korrekte Lautanbahnung	geschlossene obere Frontzahnreihe, ausreichender Tonus der Unterlippe, leichte Anspannung der Wangen erforderlich, gute Zwerchfellspannung zur dosierten Abgabe des Luftstromes
Lautbildung	Gaumensegel schließt Durchgang vom Rachen zum Nasenraum ab, Unterlippe nähert sich bis zur Berührung der Unterkante der oberen Schneidezähne, wobei sich eine Enge bildet, Zunge liegt flach im Mund, Luftstrom streicht zwischen dem mittleren (leicht eingekerbten) Teil der Unterlippe und den Zahnreihen hindurch, stimmhaft, mundartlich wird es auch mit beiden Lippen gebildet
Lautcharakter	langsam und gemütlich, schwer, bietet Widerstand
Anbahnungsmöglichkeiten	Ableitung: /u/ > /v/ (/u/ phonieren, Unterlippe an Schneidezähne bringen) Ableitung: /f/ > /v/ (Stimme geben) Ableitung: /m/ > /v/ (während Phonation Nase zuhalten, nach Sprengung des Verschlusses bilabiales /v/) Anleitung: bilabiales Pusten, Unterlippe an obere Schneidezähne bringen, Kamm blasen (mit Pergamentpapier)
Unterstützung auf Wahrnehmungsebene	visuell: Spiegel: labiodentaler Kontakt gut sichtbar taktil: Vibration (Kitzeln) der Lippen spüren, Stimmhaftigkeit über Kehlkopf ertasten
Assoziation	Staubsauger, Rasierapparat, frieren, Dampferhupe, startender Jumbo-Jet, Bellen eines Hundes (wau-wau)
Hilfen (manuell)	Drei-Finger-Griff
Phonemzeichen	PMS: gestreckter Zeigefinger und kleiner Finger bei sonst geschlossener Hand führen vom Mund weg

1. Artikulationszone

(Labiale, labio-dentale Laute)

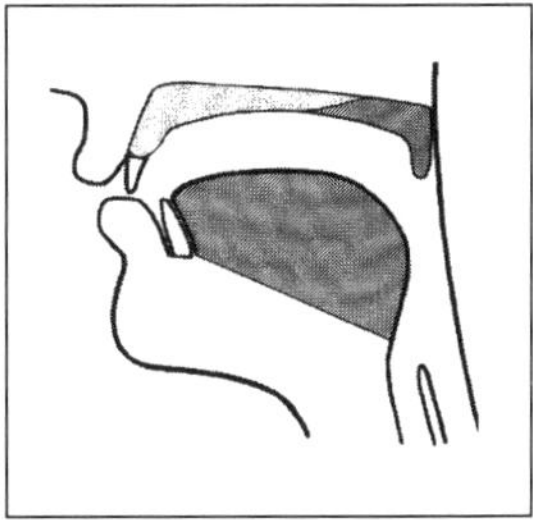

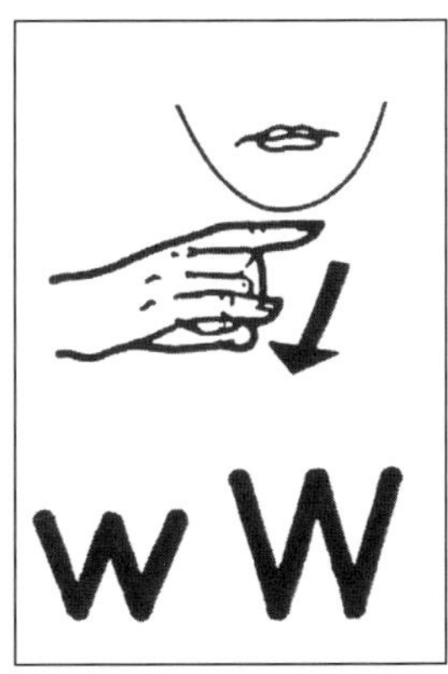

Laut	*/v/*
Lautbildungs-unterstützende Bewegungen	Grundvoraussetzungen: fein dosierte Dauerspannung des Zwerchfells Bewegungsart: weite, nach vorn gerichtete Bewegungen mit leichtem Widerstand Körperteile: eine oder beide ganze Hände Bewegungsrichtung: vom Körper aus nach vorne (von der Körpermitte oder den Seiten aus) > mit ausgestreckten Armen kreisendes Flugzeug imitieren, große, kreisende Bewegungen mit Bändern o.Ä., Kran transportiert Bauklotz
Mundmotorik	Lippen- und Wangenspannung
Erste Spielideen zur anschließenden Festigung auf Lautebene	Zimmer saugen, Puppen rasieren, Windmühle antreiben, Frieren bei „eisiger Kälte“, Wind/Sturm spielen, Dampferspiel, Flugzeug fliegt

1. Artikulationszone
(Labiale, labio-dentale Laute)

Laut	*/p/*
Lautbeschreibung	bilabialer stimmloser Plosiv
Voraussetzungen für die korrekte Lautanbahnung	Lippenschluss, ausreichender Lippentonus und Wangenkraft, Zwerchfellspannung (kurzzeitiger Stau der Luft), physiologische Velumfunktion für den velopharyngealen Abschluss
Lautbildung	Lippen werden aufeinandergelegt, Kieferwinkel in leichter Öffnungsstellung, Zunge liegt flach im Mund, Gaumensegel schließt Durchgang vom Rachen zum Nasenraum ab, Lippen stark gespannt, starker Hauch bei Sprengung der Lippen, Stimmlippen geöffnet, keine Schwingung
Lautcharakter	explosiv
Anbahnungsmöglichkeiten	Ableitung: /m/ > /p/ (Lippen plötzlich sprengen und gleichzeitig Luft herauspusten) Lippenschluss, Wangen aufblasen, Nase zuhalten, beim Öffnen des Mundes entsteht ein „/p/“
Unterstützung auf Wahrnehmungsebene	visuell: Eigenwahrnehmung über Spiegel, Fremdwahrnehmung über Therapeutenvorbild, dünnes, vor den Mund gehaltenes Papier bewegt sich durch den Luftstrom, Kerze wird ausgepustet, Watte wegpusten taktil: Lautproduktion des Therapeuten in die Handfläche des Kindes, Zeigefinger quer auf Lippen legen und „wegsprengen“
Assoziation	Kerze auspusten, schnippisches „Pühhhh“, Dampfkessel pufft, Pfeife rauchen, stotternde Maschine

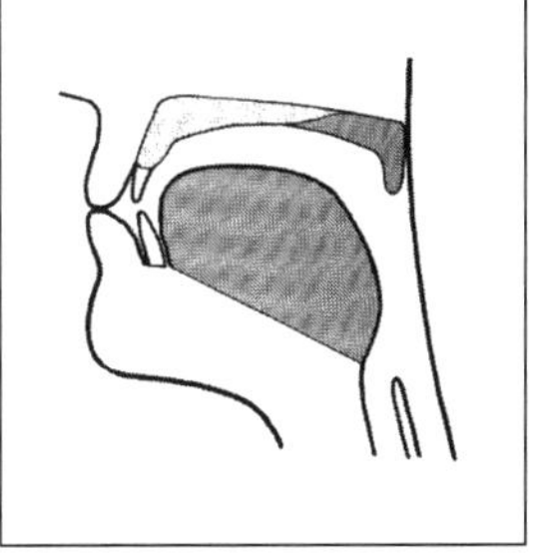

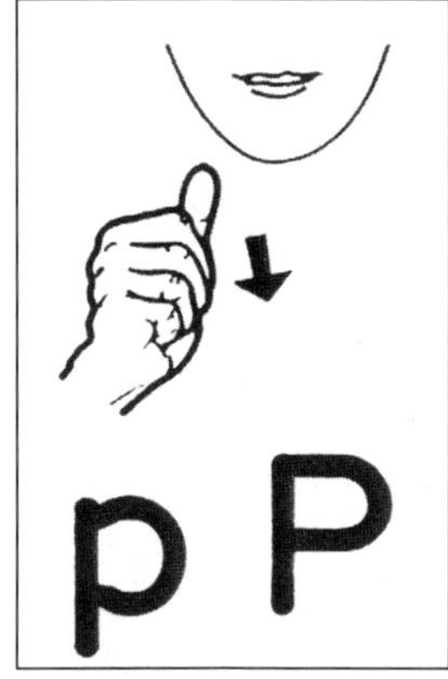

Laut	*/p/*
Hilfen (manuell)	Luftstromlenkung über unterstützendes Zuhalten der Nase (Aufmerksamkeit wird auf Berührreiz gelenkt, Gaumensegel bleibt relaxiert, keine Trennung von Mund- und Nasenraum!!), aufgeblasene Wangen zum Platzen bringen
Phonemzeichen	PMS: Hand gefaustet, Daumen abgespreizt, Bewegung gerade und impulsiv vom Mund weg
Lautbildungsunterstützende Bewegungen	Grundvoraussetzungen: starke Zwerchfellkraft (kurze Spannung, die gelöst wird) Bewegungsart: kräftig, kurz, impulsiv Körperteile: schnelle Öffnung der geschlossenen Fäuste, kurzer Druck mit den Füßen Bewegungsrichtung: Öffnen der Faust mit nach vorn gerichteten Fingern > Rudern auf dem Rollbrett – mit den Fersen abdrücken, Ball an die Wand werfen oder prellen, Pfeile werfen
Mundmotorik	Lippenspiele zur Kräftigung (Indianerruf, Zauberkerze auspusten, gepustete Konfettibilder, Korkendruck mit Lippen etc.)
Erste Spielideen zur anschließenden Festigung auf Lautebene	Ball prellen (Softball wird vorab kurz in der Hand zusammengedrückt), Kerze schnell und kräftig löschen, Zauberkerze auspusten, Autowerkstatt (kaputter Motor springt wieder an), Feuerwerk (Leuchtraketen explodieren, in der Faust gehaltenes Konfetti schwebt anschließend zu Boden),Watte auf die flache Hand legen, wegpusten (Schneebild gestalten)

1. Artikulationszone
(Labiale, labio-dentale Laute)

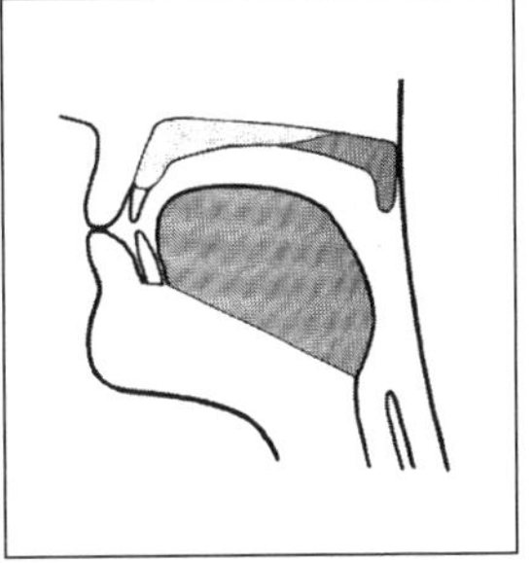

Laut	*/b/*
Lautbeschreibung	bilabialer stimmhafter Plosiv
Voraussetzungen für die korrekte Lautanbahnung	Lippenschluss, ausreichender Lippentonus und Wangenkraft, Zwerchfellspannung (kurzzeitiger Stau der Luft), physiologische Velumfunktion für den velopharyngealen Abschluss
Lautbildung	Lippen werden aufeinandergelegt, Zunge liegt flach im Mund, Gaumensegel liegt an der Rachenwand (Verschlussbildung), Laut entsteht infolge Lippensprengung und wird stimmhaft, wenig behaucht gesprochen
Lautcharakter	leicht, weich, beruhigend
Anbahnungsmöglichkeiten	Ableitung: /m/ > /b/ (während der Phonation die Nase zuhalten, Lippen sprengen) Siehe **/p/** (Sonorierung ist nicht Inhalt der phonetischen Therapie)
Unterstützung auf Wahrnehmungsebene	visuell: Eigenwahrnehmung über Spiegel, Fremdwahrnehmung über Therapeutenvorbild, dünnes, vor den Mund gehaltenes Papier bewegt sich durch den Luftstrom taktil: Lautproduktion des Therapeuten in die Handfläche des Kindes, Nachahmung des Patienten; Zeigefinger quer auf Lippen legen und „wegsprengen“
Assoziation	zerplatzende Seifenblasen, blubbern, „bibbern“, Traktor fahren
Hilfen (manuell)	Luftstromlenkung über unterstützendes Zuhalten der Nase (Aufmerksamkeit wird auf Berührreiz gelenkt, Gaumensegel bleibt relaxiert, keine Trennung von Mund- und Nasenraum!!) aufgeblasene Wangen zum Platzen bringen

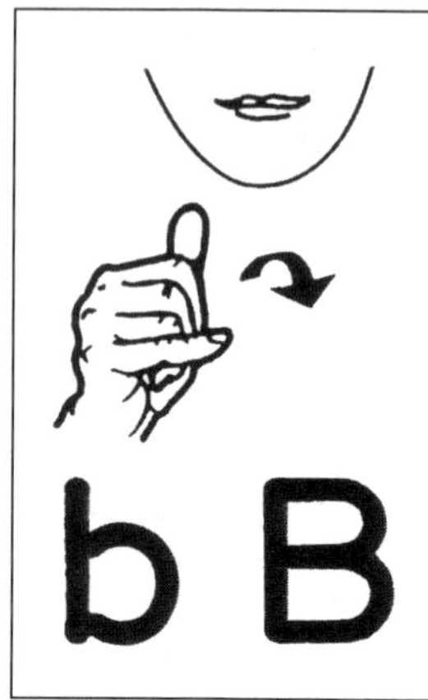

Laut	*/b/*
Phonemzeichen	PMS: Hand gefaustet, Daumen und kleiner Finger sind dabei abgespreizt, Bewegung vom Mund weg – im Bogen geführt
Lautbildungsunterstützende Bewegungen	Grundvoraussetzungen: siehe **/p/** Bewegungsart: leichtere und lockere Bewegung als beim **/p/** Körperteile: siehe **/p/**, jedoch nur locker geschlossene Faust Bewegungsrichtung: siehe **/p/** > mit großen Schritten durch den Raum schreiten
Mundmotorik	Lippenspiele (Indianerruf)
Erste Spielideen zur anschließenden Festigung auf Lautebene	Kranspiel (transportierender Kran öffnet seine Schaufel), Dinospiele (große schwerfällige Schritte im Raum), Wasserspiele (blubbern)

Laut	*/n/*
Lautbeschreibung	stimmhafter alveolarer Nasal / linguodentaler Nasal / dental-koronaler Nasal
Voraussetzungen für die korrekte Lautanbahnung	Hebung der Zungenspitze, Spannung der vorderen Zungenränder, physiologische Velumfunktion, freie nasale Durchlässigkeit
Lautbildung	Gaumensegel gesenkt, offener Durchgang Rachenraum-Nasenraum, nasale Luftführung, Zungenspitze bzw. vorderster Teil des Zungenrückens bildet an den oberen bzw. unteren Schneidezähnen oder an den Alveolen Verschluss, Lippen und Zahnreihen leicht geöffnet, Stimmlippen schwingen
Lautcharakter	ruhig, fließend/gleitend
Anbahnungsmög-lichkeiten	Ableitung: /l/ > /n/ (/l/ phonieren, Okklusion der Zahnreihen, Luftstrom wird nach nasal umgelenkt; apiko-alveolarer Zungenkontakt bleibt erhalten) Ableitung: /m/ > /n/ (Vorderzunge hebt sich zum Gaumen, Kieferöffnungsweite reduzieren, nasale Luftstromlenkung bleibt) Ableitung: /a/ > /n/ (während Phonation /a/ mit Daumen Mundboden nach oben drücken, Zunge muss Kontakt zum harten Gaumen erhalten) Geräuschassoziation: Motorengeräusch Phonetische Hinweise: Z... mit der Luft durch die Nase summen
Unterstützung auf Wahrnehmungs-ebene	visuell: Lippenöffnung, nasal gelenkter Luftstrom wird über einen Handspiegel sichtbar taktil: nasale Luftstromlenkung lässt Nasenflügel vibrieren, Zungenspitzenhebung mit MFT-Ring unterstützen
Assoziation	Motorengeräusche, Verbot: Nein!, Ermahnung: na-na-na

2. Artikulationszone
(Alveolarlaute, Dentallaute, Palatallaute)

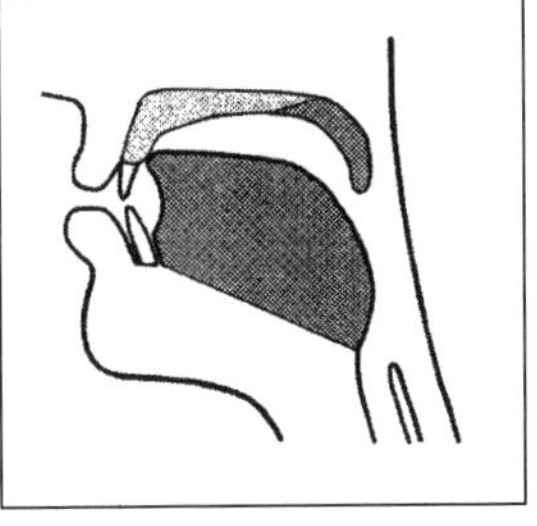

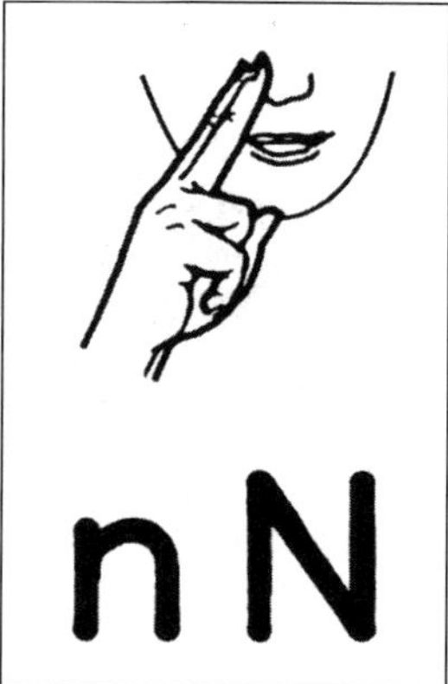

Laut	*/n/*
Hilfen (manuell)	mit Finger Zungenspitze zum Gaumen hin ausstreichen, Kontakt spüren lassen, Zunge halten, Okklusion unterstützen – Unterkiefer anheben, Bewegungsziel der Zunge mit Finger/ Wattestäbchen markieren
Phonemzeichen	PMS: gestreckter Zeigefinger und Mittelfinger liegen parallel auf dem Nasenflügel an
Lautbildungs-unterstützende Bewegungen	Grundvoraussetzungen: ausreichende Zwerchfellspannung mit dosierter Luftstromabgabe Bewegungsart: sanft, weiträumig, fließend Körperteile: Hände mit Fokus auf Fingerspitzen, Handinnenflächen zeigen nach oben Bewegungsrichtung: aus der Körpermitte nach vorne oben > mit ausgestreckten Armen balancieren, Zehenspitzengang, rhythmische Bewegungen der Arme nach oben (zu Trommelschlägen), auf dem Pezziball wippen
Mundmotorik	Aktivierung der Vorderzunge bzgl. Beweglichkeit und Kraft
Erste Spielideen zur anschließenden Festigung auf Lautebene	Autos fahren lassen, Lieder auf /n/ summen, Zirkusspiel mit Balanceakt, u-förmige Wellen im Stehen zeichnen (federnden Charakter zum Wellental hin beachten)

Der Laut /n/ gehört mit zu den ersten realisierten Lauten. Bereits während des Erwerbs des zweiten konsonantischen Kontrastes (Jakobson, 1972) erfahren der Laut /n/ und der Laut /m/ eine Kontrastierung aufgrund der nasalen Luftführung zu /p/ und /b/. Der Lautklang verändert sich selbst bei interdentaler oder interlabialer Lautbildung kaum, sodass auch Zwischenlösungen vorerst akzeptabel sind.
Das Weglassen von Wortendungen hat in der Regel keine phonetischen Hintergründe, sondern ist eher in dialektalen Besonderheiten oder entwicklungsbedingt zu sehen.

Laut	*/s/ /z/*
Lautbeschreibung	stimmloser Frikativ / stimmhafter Frikativ
Voraussetzungen für die korrekte Lautanbahnung	Zahnreihenschluss – insbesondere im Frontzahnbereich, ausreichende Spannung an Zungenspitze und Zungenrändern, dosierte Lippen- und Wangenspannung, fließende Luftstromabgabe, ausreichender Gesamtkörpertonus, ausreichende auditive Diskriminationsfähigkeit im hochfrequenten Bereich
Lautbildung	locker geöffnete und leicht breit gezogene Lippen, Unterlippe darf Oberzahnreihe nicht berühren, geringer Kieferwinkel, Zahnreihen leicht geöffnet (während der Phonation nähern sich die unteren Schneidezähne den oberen), Zungenspitze richtet sich bei der apikalen Bildung nach den oberen Schneidezähnen, bei der dorsalen Bildung liegt sie der Innenkante der Unterzahnreihe an, Gaumensegel gehoben, Verschluss bei stimmloser Bildung, Luft entweicht durch eine artikulatorische Enge (Zungenspitze –Alveolardamm)
Lautcharakter	leise und vorsichtig, dezent gespannt, strömend
Anbahnungs-möglichkeiten	Ableitung: /f/ > /s/; /ç/ > /s/; /a/ > /s/; /m/ > /s/; /v/ > /s/ (dorsale Bildungsweise); /t/ > /s/; /n/ > /s/ (apikale Bildungsweise) Strohhalmmethode Beschreibung der Lage der Artikulatoren Geräuschassoziation: Zischen einer Schlange/Summen einer Biene
Unterstützung auf Wahrnehmungs-ebene	visuell: Mundbild des Therapeuten/ Patienten im Vergleich taktil: /z/-Vibration an Lippen, Wangen und Kehlkopf erspüren

2. Artikulationszone
(Alveolarlaute, Dentallaute, Palatallaute)

dorsale Bildung

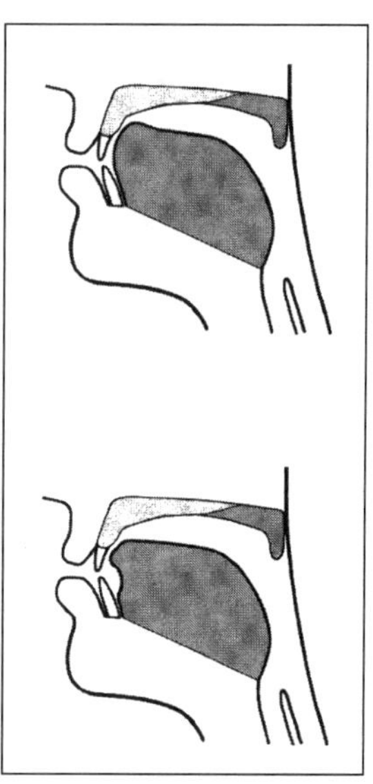

koronale Bildung

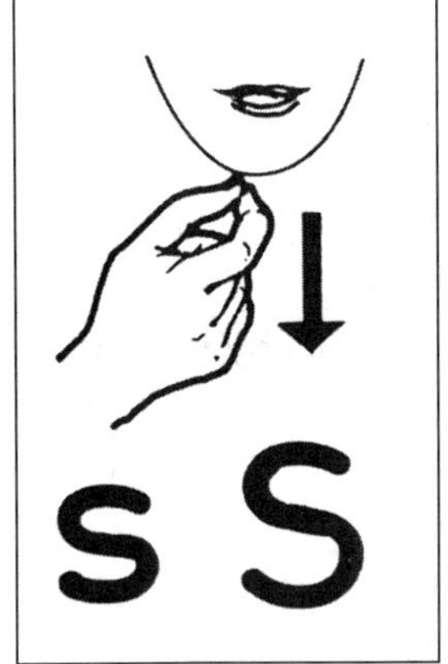

Laut	*/s/ /z/*
Assoziation	/s/ = zischende Schlange, säuseln, niesen, Zischen eines Fahrradventils, Missfallen, Verlangen nach Ruhe /z/ = Biene, Säge, Sirenenton
Hilfen (manuell)	Sonden, Spatel, um die Zunge in die korrekte Position zu bringen, Lippen breit ziehen
Phonemzeichen	PMS: die Hand wird mit Pinzettengriff langsam vom Mund weggeführt
Lautbildungsunterstützende Bewegungen	Grundvoraussetzungen: ausgeglichener Gesamtkörpertonus, ausreichende Zwerchfellspannung für dosierte Luftstromabgabe Bewegungsart: vorsichtig/fein/zart, strömend – eher ziehend als schiebend Körperteile: Fingerspitzen (ein-, beidhändig), günstig: Pinzettengriff Bewegungsrichtung: nach unten oder oben, bei Interdentalität zum Körper hin (unterstützend auf den Zungenrückzug)
Mundmotorik	Lippen- (Breitzug/Spannung) und Zungenübungen (Spannung, Wölbung der Ränder, Rille), Luftstromlenkung und -dosierung
Erste Spielideen zur anschließenden Festigung auf Lautebene	/s/: Schlange weckt zischelnd die Tiere im Wald, Wollfäden aus einer Schachtel/Box ziehen, Sonnenstrahlen zeichnen, langsames Ablassen von Luft aus einem Fahrradschlauch, Auto tanken, ... Spiele, die Konzentration und Dauerspannung erfordern /z/: Biene fliegt summend von Blüte zu Blüte, Puppen rasieren oder Rasen mähen, mit einer Elektrosäge Äste zuschneiden, Einsatz der Feuerwehr

Laut	*/t/*
Lautbeschreibung	apiko-alveolarer Plosiv (stimmlos)
Voraussetzungen für die korrekte Lautanbahnung	geschlossene obere Zahnreihe (erleichtert Verschlussbildung mit der Zunge), Tonus des Zungenapex, große Zwerchfellspannung zur kurzzeitigen Stauung der Luft, vollständige Velumhebung und Abschluss
Lautbildung	Gaumensegel schließt Durchgang vom Rachen zum Nasenraum ab, mäßig gesenkter Unterkiefer, Zungenspitze bzw. vorderster Teil des Zungenrückens bildet an den oberen Schneidezähnen oder an den Alveolen einen Verschluss, kräftig gespannte Zunge, vorderer Zungensaum löst den Verschluss stimmlos mit Behauchung
Lautcharakter	impulsiv, kurz
Anbahnungsmöglichkeiten	Ableitung: /n/ > /t/ (/n/ phonieren und Nase zuhalten) Ableitung: /s/ > /t/ (/s/ phonieren und Zunge an Gaumen tippen lassen) Ableitung: /l/ > /t/ (Wangen andrücken, Nase zuhalten) Geräuschassoziation: wegspucken Absehen, Wahrnehmen der ausströmenden Luft (in die Hand)
Unterstützung auf Wahrnehmungsebene	visuell: vor den Mund gehaltener Spiegel beschlägt, dünnes Papier vor den Mund halten, phonieren, Papier bewegt sich über den austretenden Luftstrom taktil: Luftstrom auf der Handfläche des Therapeuten/des Kindes erspüren
Assoziation	Traktormotor, tropfender Wasserhahn, Wasser tropft, tickendes Geräusch (Uhr)
Hilfen (manuell)	Kirschkerne o.Ä. spucken
Phonemzeichen	PMS: der gestreckte Zeigefinger der gefausteten Hand führt kurz, kräftig vom Mund weg

2. Artikulationszone
(Alveolarlaute, Dentallaute, Palatallaute)

koronale Bildung

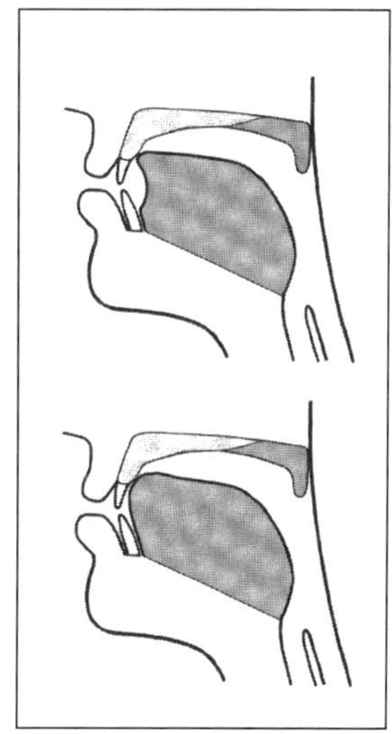

dorsale Bildung

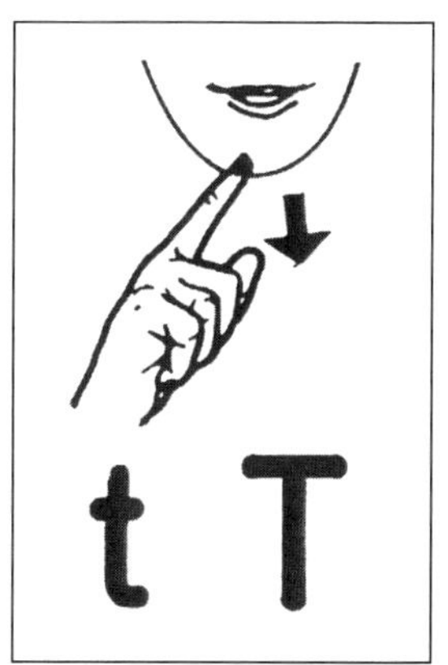

Laut	*/t/*
Lautbildungs unterstützende Bewegungen	Grundvoraussetzungen: Spannungsaufbau und schnelles Lösen der Zwerchfellspannung Bewegungsart: kurz, impulsiv mit hoher Spannung Körperteile: Fingerspitzen, Zehenspitzen Bewegungsrichtung: von unten nach oben aus der Körpermitte heraus > schneller Zehenspitzengang, Luftballons mit Fingerspitzen antippend in der Luft halten, mit ausgestrecktem Arm und Zeigefinger Seifenblasen platzen lassen
Mundmotorik	Stimulation und Förderung der apikalen Beweglichkeit
Erste Spielideen zur anschließenden Festigung auf Lautebene	mit Fingern auf Trommel tippen, Regentropfen aufs Papier tippen, Luftballon antippen/hochtippen, Tennisball/Muggelsteine mit gestrecktem Zeigefinger über Tisch schnipsen, mit Fingerfarben Bild tupfen, Tropfenbild aus Kerzenwachs, Zehenspitzengang (Indianer bewegen sich durchs Gelände)

2. Artikulationszone
(Alveolarlaute, Dentallaute, Palatallaute)

Laut	*/d/*
Lautbeschreibung	apiko-alveolarer Plosiv (stimmhaft) stimmhafter linguodentaler Verschlusslaut (dorsale Variante)
Voraussetzungen für die korrekte Lautanbahnung	geschlossene obere Zahnreihe (erleichtert Verschlussbildung mit der Zunge), Tonus des Zungenapex, große Zwerchfellspannung zur kurzzeitigen Stauung der Luft, vollständige Velumhebung und Abschluss
Lautbildung	Lippen (beliebig) geöffnet, Unterkiefer mäßig gesenkt, leicht bewegt, vorderer Zungensaum berührt obere Schneidezähne oder die dahinter befindlichen Zahnfächer (apikal), Zungenränder liegen an den Oberzähnen, Gaumensegel schließt Nasenraum dicht ab, wenig gespannte Zunge dorsale Bildungsform: Zungenspitze liegt an den unteren Schneidezähnen, Verschluss wird zwischen der stark nach oben gewölbten Vorderzunge und dem Gaumen gebildet, Stimmlippen schwingen
Lautcharakter	weicher Impuls, kurz
Anbahnungsmöglichkeiten	Ableitung: /n/ > /d/ (/n/ phonieren und Nase zuhalten oder Kinn kurz nach unten ziehen) /l/ > /d/ (Wangen flächig andrücken, um seitliches Entweichen der Luft zu verhindern, mitunter gleichzeitiges Zuhalten der Nase) Absehen Geräuschassoziation: dicke Wassertropfen fallen
Unterstützung auf Wahrnehmungsebene	visuell: vor den Mund gehaltener Spiegel beschlägt leicht; dünnes Papier vor den Mund halten, phonieren, Papier bewegt sich durch den austretenden Luftstrom taktil: Luftstrom auf der Handfläche des Therapeuten/des Kindes erspüren; Vibration an der Lippe/am Kehlkopf spüren

koronale Bildung

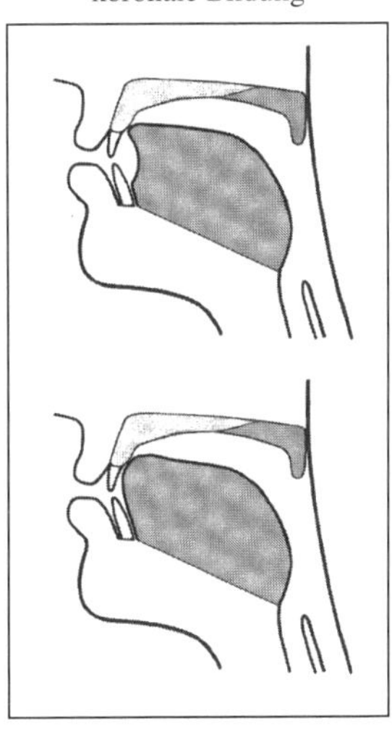

dorsale Bildung

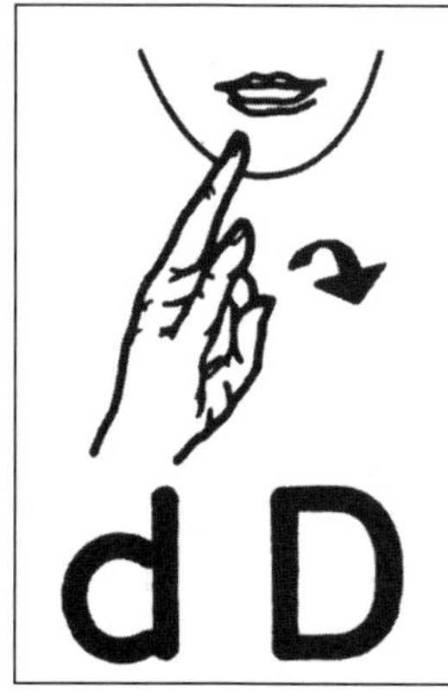

Laut	*/d/*
Assoziation	Anlassen des Motors, dicke Wassertropfen
Hilfen (manuell)	Daumen unter Mundboden nach oben drücken
Phonemzeichen	PMS: gestreckter Zeigefinger und Daumen der sonst geschlossenen Hand führt im kurzen Bogen vom Mund weg
Lautbildungsunterstützende Bewegungen	Grundvoraussetzungen: Spannungsaufbau und Lösen der Zwerchfellspannung (weniger impulsiv als beim /t/) Bewegungsart: leichte impulshafte Bewegung, wenig Druck Körperteile: Fingerspitzen, Zehenspitzen Bewegungsrichtung: eher nach unten als nach oben, da „schwerer" und tragender > Zehenspitzengang, mit Fingerspitzen etwas antippen, Ball mit den Zehenspitzen antippen/vor sich her rollen, Ball auf den Boden prellen
Mundmotorik	Stimulation und Förderung der apikalen Beweglichkeit
Erste Spielideen zur anschließenden Festigung auf Lautebene	mit Fingern auf Trommel tippen, dicke Regentropfen fallen, Papierschnipsel auf ein Blatt kleben, Frösche in einen Teich hüpfen lassen

2. Artikulationszone
(Alveolarlaute, Dentallaute, Palatallaute)

Laut	*/l/*
Lautbeschreibung	stimmhafter Lateral (mit alveolar-koronalem Verschluss) stimmhafter linguodentaler Lateral
Voraussetzungen für die korrekte Lautanbahnung	Hebung des Zungenapex, Spannung der vorderen Zungenränder, Gaumensegelbeweglichkeit
Lautbildung	Lippen und Kiefer geöffnet, vorderer Zungensaum liegt breit an oder hinter den oberen Schneidezähnen, Luft strömt über die Zungenränder hinweg aus, Gaumensegel schließt dicht ab, Stimmlippen schwingen
Lautcharakter	weich/harmonisch, fließend
Anbahnungsmöglichkeiten	Ableitung: /n/ > /l/ (Kontakt der Zungenspitze bleibt, Absenkung der Hinterzunge, Luftstrom muss von nasal nach lateral umgelenkt werden, zunehmende Kieferöffnungsweite – Absenkung des Unterkiefers) Ableitung: /a/ > /l/ (bei unveränderter Kieferöffnungsweite Zungenspitze nach oben bringen) Phonetischer Hinweis: Zungenhandstand plus Stimmgebung, Kieferstabilisation
Unterstützung auf Wahrnehmungsebene	visuell: über Spiegel wird Zungenhebung deutlich, Therapeutenvorbild taktil: Gummiring auf Zungenspitze legen, Bewegungsziel der Zungenspitze am Gaumen mit Wattestäbchen markieren
Assoziation	Klingel
Hilfen (manuell)	Stabilisation des Unterkiefers, um Ausrollen der Vorderzunge zu vermeiden, Hebung der Zungenspitze
Phonemzeichen	PMS: gestreckter Zeigefinger und kleiner Finger der sonst geschlossenen Hand führen im Bogen vom Mund weg

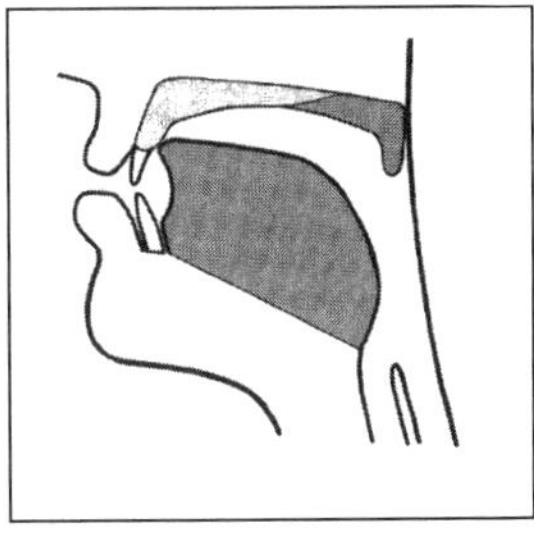

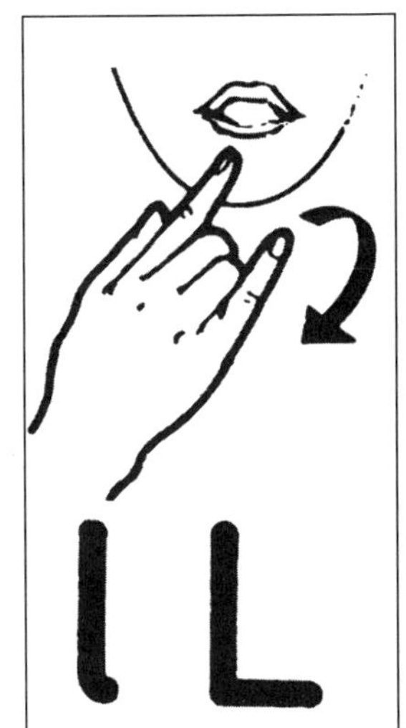

Laut	/l/
Lautbildungsunterstützende Bewegungen	Grundvoraussetzungen: adäquate Zwerchfellspannung für dosierte Luftstromabgabe Bewegungsart: seitliche Hebung der gestreckten Arme, Handflächen nach oben zeigend Bewegungsrichtung: vom Körper weg, Hände nach vorn/oben (schöpfende Gestik) > Wasser schöpfen, Nudelteig ausrollen, mit den Armen Kreise in die Luft schreiben (Propeller)
Mundmotorik	Zungenspannung, Aktivierung der Vorderzungenhebung („Zungenhandstand“, Schnalzen)
Erste Spielideen zur anschließenden Festigung auf Lautebene	klingeln, Teig ausrollen, Flugzeugpropeller, Wasser schöpfen, liegende Acht im Stehen großflächig zeichnen (ausgestreckte Arme), Luftballon prellen (mit der Handfläche nach oben), aus Knetmasse Kugel rollen, Kugeln im Reifen auf /l/ rollen lassen, Kranspiel (Fersensitz, Softball auf der Handfläche nach oben transportieren, kippend nach unten fallen lassen)

2. Artikulationszone
(Alveolarlaute, Dentallaute, Palatallaute)

Laut	/ʃ/
Lautbeschreibung	stimmloser Frikativ
Voraussetzungen für die korrekte Lautanbahnung	geschlossene Frontzahnreihe, ausreichender Gesamtkörpertonus zum Aufbau einer orofazialen Spannung und zur Zwerchfellspannung (dosierte Luftstromabgabe), Wangenspannung (kein seitliches Austreten der Luft), Lippenstülpung, Rinnenbildung der Zunge/seitliches Heben der Zungenränder, auditive Diskriminationsfähigkeit (Abtrennung von den Frikativen)
Lautbildung	Lippen gestülpt, Zahnreihen fast geschlossen, Unterzahnreihe nähert sich bei Phonation der oberen, Zungenspitze Richtung Alveolardamm/vordere Schneidezähne gehoben, Zungenränder zu den Molaren (Kontakt) gehoben – Bildung einer medianen Rinne zur Luftstromzentrierung, Gaumensegel schließt ab
Lautcharakter	langsam/bedächtig strömend (gegen Widerstand)
Anbahnungsmöglichkeiten	Ableitung: /s/ > /ʃ/ (Lippen schürzen, Zunge leicht nach hinten ziehen) Ableitung: /t/ > /ʃ/ (/t/ absprengen, Lippen stülpen) Ableitung: /ç/ > /ʃ/ (Schnute bilden, /ç/ nach vorne schieben) Geräuschassoziation: Dampflok
Unterstützung auf Wahrnehmungsebene	visuell: Lippenstülpung, markantes Mundbild taktil: „Schnutenbildung“ mit durch die Finger gebildeten Ring, Sensibilisierung der Lippen (z.B. mit Lippenstift/Creme bemalen, Abdruck auf Spiegel oder Papier), Wangen abdichten, leicht auf Zungenränder beißen lassen
Assoziation	Dampflok, Meeresrauschen, Schnee schieben, Tiere verscheuchen (sch-sch-sch)

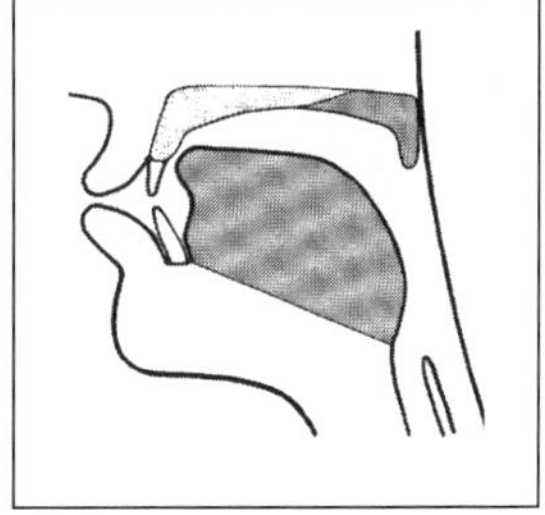

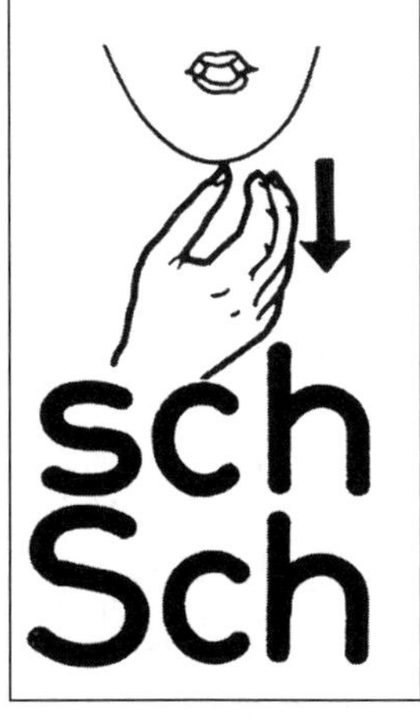

Laut	/ʃ/
Hilfen (manuell)	mit Daumen und Zeigefinger Ring um die Lippen legen – zur Aktivierung der Stülpung und Luftstromzentrierung
Phonemzeichen	PMS: leicht geöffnete, aber gespannte Hand führt strömend vom Mund weg
Lautbildungsunterstützende Bewegungen	Grundvoraussetzungen: Gesamtkörpertonus, Zwerchfellspannung (dosierte Luftstromabgabe) Bewegungsart: geführt, gegen leichten Widerstand Körperteile: Druck von Händen/Füßen gegeneinander (Spannungsaufbau in den Zungenrändern) Bewegungsrichtung: nach vorne/vorne oben > Schwimmbewegungen nach vorne oben, etwas Schweres nach vorne schieben
Mundmotorik	Luftstromlenkung und -zentrierung, Lippenstülpung (Aktivierung M. orbicularis oris), Rillenbildung der Zunge, Hebung des Apex, Hebung der Zungenränder
Erste Spielideen zur anschließenden Festigung auf Lautebene	Dampflokspiele, Schwimmübungen zum Meeresrauschen, Puppe schlafen legen, etwas Schweres nach vorne schieben, Frösche springen ins Wasser

2. Artikulationszone
(Alveolarlaute, Dentallaute, Palatallaute)

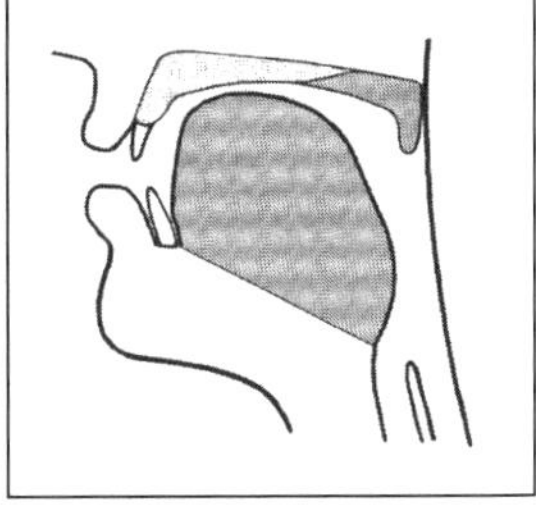

Laut	*/j/*
Lautbeschreibung	stimmhafter dorsaler, (prä- bis medio-) palataler Frikativ
Voraussetzungen für die korrekte Lautanbahnung	Zungenkraft und -spannung, Wölbung von Zungenmitte und -rändern, Velumhebung (Abschluss des Nasen-Rachen-Raumes), andauernde Zwerchfellspannung (dosierte Luftstromabgabe)
Lautbildung	Gaumensegel schließt Rachen dicht ab, Lippenöffnung ist je nach benachbartem Vokal verschieden, Zungenspitze liegt breit hinter den unteren Schneidezähnen (ein wenig zurückgezogen oder berührt deren Innenflächen), Vorderzunge ist etwa bis Mitte in Richtung harter Gaumen gehoben, hintere Zungenränder liegen an den Molaren, Zungenrücken bildet eine Rinne, von der das Reibegeräusch seinen Ausgang nimmt, Stimmabgabe, Realisierung erfolgt meist als Approximant (Halbvokal)
Lautcharakter	langsam, anhaltend geführt (mit Anfangsimpuls)
Anbahnungsmöglichkeiten	Ableitung: / ç/ > /j/ (Sonorierung) Ableitung: /a/ > /j/ (Mundschluss, Hebung der Hinterzunge) Ableitung: /i/ > /j/ (/i/ in ia, io, iu sprechen und immer weiter verkürzen) Phonetischer Hinweis: Zunge macht Katzenbuckel; Stimme einsetzen, Lippen breit ziehen, geringe Kieferöffnung
Unterstützung auf Wahrnehmungsebene	visuell: Lippen breit ziehen, nach unten gewölbte Vorderzunge, geringe Kieferöffnung taktil: Zungenhebung erspüren
Assoziation	Ekel, Zahnarztbohrer, Stabmixer, Zustimmung: Ja!
Hilfen (manuell)	Gaumen und Zungenrücken manipulieren

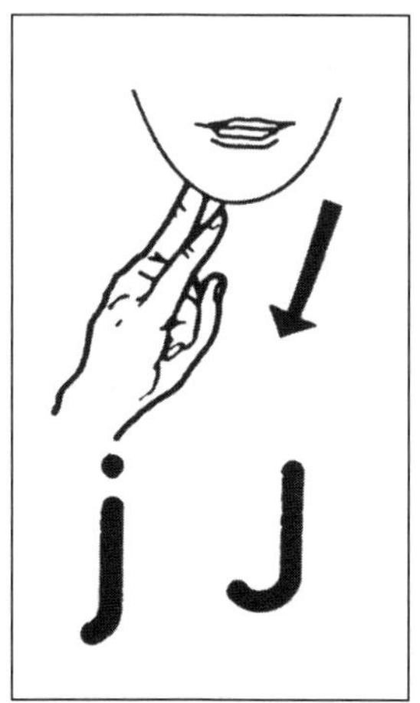

Laut	*/j/*
Phonemzeichen	PMS: gestreckter Zeigefinger und kleiner Finger geben Impuls auf den Mundboden
Lautbildungsunterstützende Bewegungen	Grundvoraussetzungen: dauerhaft gehaltene Zwerchfellspannung (dosierte Luftstromabgabe) Bewegungsart: weiträumig, geführt mit Anfangsimpuls Körperteile: beide Hände und Arme (Handinnenflächen zeigen nach oben) Bewegungsrichtung: zum Körper hin hebend > aufstehen: während des Gähnens beide Arme heben (Handflächen zeigen nach oben)
Mundmotorik	Lippen- und Wangenspannung, Hinterzungenhebung, Saugen
Erste Spielideen zur anschließenden Festigung auf Lautebene	Schaumstoffball sacht drücken, „schwere" Kisten langsam zu sich ziehen, Zahnarztbesuch mit Bohrung, Stabmixer püriert leckeres Obst

3. Artikulationszone
(Velarlaute, Glottallaute)

Laut	*/k/*
Lautbeschreibung	stimmloser velarer Plosiv
Voraussetzungen für korrekte Lautanbahnung	optimaler Gesamtkörpertonus, ausreichende Zwerchfellspannung (impulsiv), Velumhebung (Abschluss des Nasen-Rachen-Raumes), Hebung des Zungenrückens und kurzer Druck an den Gaumen
Lautbildung	Gaumensegel schließt den Durchgang vom Rachen zum Nasenraum ab, hinterer Zungenrücken bildet am weichen Gaumen Verschluss, vorderer Zungensaum soll an den unteren Schneidezähnen anliegen, Verschluss wird durch aktive Innervation ausgelöst und nicht nur durch die sich stauende Luft gesprengt
Lautcharakter	pulsiv, kurz, kraftvoll stoßend
Anbahnungsmöglichkeiten	Ableitung: /x/ > /k/ (Artikulationszone bleibt, Unterbrechung des Luftstromes, passiver Verschluss über Druck auf Mundboden) /ŋ/ > /k/ (bei Phonation Nase zuhalten) /g/ > /k/: flüstern
Unterstützung auf Wahrnehmungsebene	visuell: geöffnete Lippen, Vorderzunge liegt am Mundboden taktil: Hebung der Hinterzunge wird am Mundboden erfühlt, Plosivlautcharakter an der Handinnenfläche (hohle Hand) erspüren
Assoziation	Holz hacken, Klanghölzer, Specht klopft
Hilfen (manuell)	Hinterzungenhebung über Mundboden unterstützen, Kieferöffnung manipulieren
Phonemzeichen	PMS: gefaustete Hand mit gebeugtem Zeigefinger gibt kurzen, vom Kinn wegführenden Impuls

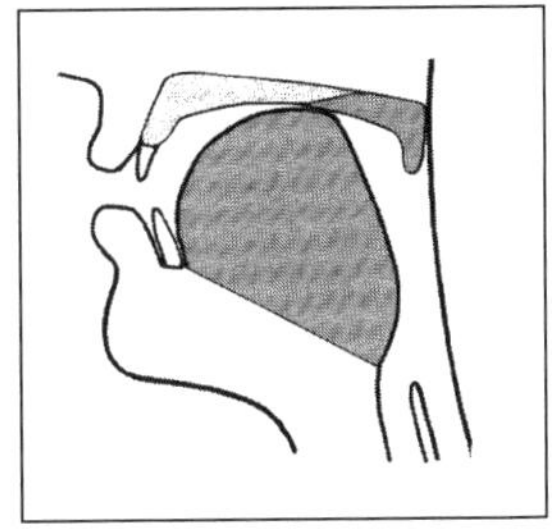

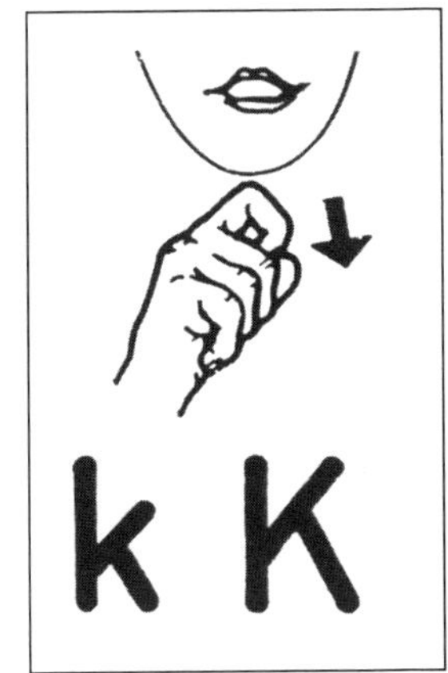

Laut	*/k/*
Lautbildungs unterstützende Bewegungen	Grundvoraussetzungen: Gesamtkörpertonus, kurze und kräftige Zwerchfellanspannung Bewegungsart: kurz, kräftig, impulsiv Körperteile: Hände (Handballen, Handkante, Faust) und Füße (Fersen) Bewegungsrichtung: von der Körpermitte nach unten/vom Körper weg, drückend > mit Handkante „hacken“, mit Handballen stempeln/etwas platt drücken, Luftballon mit Handballen prellen
Mundmotorik	Hebung der Hinterzunge
Erste Spielideen zur anschließenden Festigung auf Lautebene	Holz hacken, Wald roden, Specht klopft, Klanghölzer, stempeln, tackern, Knetbällchen flach drücken (mit Handballen nach unten drücken), Papierschnipsel/Briefmarken mit Handballen ankleben, Floßfahrt auf Teppichfließen (mit den Fersen vom Boden abdrücken)

3. Artikulationszone
(Velarlaute, Glottallaute)

Laut	*/g/*
Lautbeschreibung	stimmhafter velarer Plosiv
Voraussetzungen für korrekte Lautanbahnung	Zwerchfellspannung und -kraft zur Stauung der Luft (ausreichender Gesamtkörpertonus, optimale Ausgangshaltung), intakte Velumfunktion, Hebung des Zungenrückens
Lautbildung	Gaumensegel schließt den Durchgang vom Rachen zum Nasenraum ab, Lösung des Verschlusses zwischen hinterem Zungenrücken und Velum – sanfter als bei **/k/**
Lautcharakter	kräftig (weicher als /k/), mäßig schnell, federnder Druck
Anbahnungsmöglichkeiten	Ableitung: /ng/ > /g/ (bei Phonation Nase zuhalten oder kurz stoppen und Zunge nach vorne schieben) /k/ > /g/: Sonorierung
Unterstützung auf Wahrnehmungsebene	visuell: geöffnete Lippen, Vorderzunge liegt am Mundboden taktil: Hebung der Hinterzunge wird am Mundboden erfühlt, Plosivlautcharakter an der Handinnenfläche (hohle Hand) erspüren
Assoziation	Flasche leeren, Motor (Anlasser), Gasblasen, vulkanische Quellen (Geysire)
Hilfen (manuell)	Hinterzungenhebung über Mundboden unterstützen, Kieferöffnung manipulieren
Phonemzeichen	PMS: gefaustete Hand mit gebeugtem Zeigefinger und gestrecktem kleinen Finger führt im Bogen vom Kinn weg
Lautbildungsunterstützende Bewegungen	Grundvoraussetzungen: kurze, leicht kräftige Zwerchfellspannung, folgend Lösung Bewegungsart: kurz, leicht impulsiv, mittelkräftig (insgesamt weniger als bei **/k/**) Körperteile: Handballen, Fersen (ein- oder beidseitig)

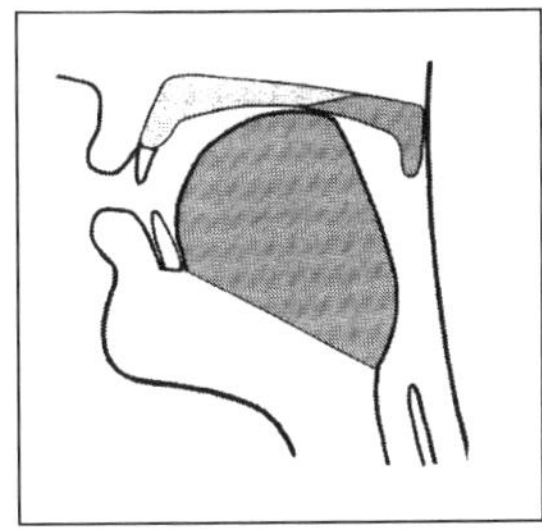

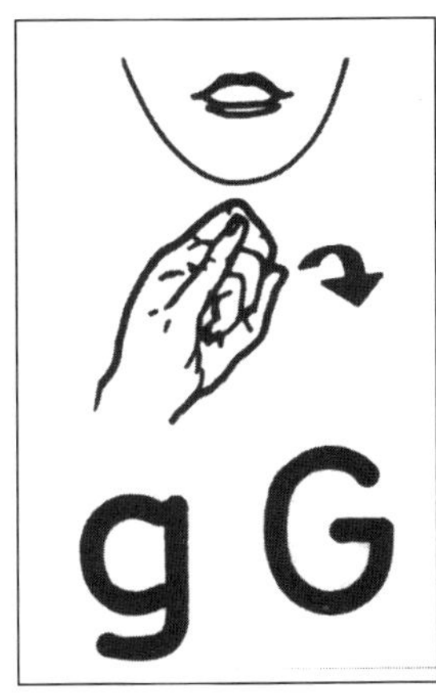

Laut	*/g/*
	Bewegungsrichtung: von der Körpermitte nach unten oder vorne unten > mit Handballen etwas platt drücken, Fersengang (wie Dinos stapfen)
Mundmotorik	Hebung der Hinterzunge
Erste Spielideen zur anschließenden Festigung auf Lautebene	aus einer Knetkugel Pizzateig breit drücken, im Fersengang wie Dinos stapfen, Geysire blubbern, Flaschen leeren

3. Artikulationszone
(Velarlaute, Glottallaute)

Laut	*/ʁ/ (Rachen-R)*
Lautbeschreibung	stimmhafter Vibrant
Voraussetzungen für die korrekte Lautanbahnung	länger anhaltende Zwerchfellspannung, Velumspannung und -schwingungsfähigkeit, Wölbung des Zungenrückens nach oben
Lautbildung	Gaumensegel schließt Durchgang vom Rachen zum Nasenraum ab, hinterer Zungenrücken nähert sich der Uvula, die ein oder mehrere Male gegen den hinteren Zungenrücken schlägt, Vorderzunge liegt am Mundboden
Lautcharakter	ziehend oder schiebend, kraftvoll gegen Widerstand
Anbahnungsmöglichkeiten	Ableitung: /x/ > /ʁ/ (während Phonation leiser werdend) /k/ > /ʁ/ (Laut im Mund „nach vorne schieben") abwechselnde Bildung von /k/ und /x/ Ableitung: über /a-ʁ-a/ – Vorstellungshilfe Rabe Gurgeln mit wenig Wasser (geringe Reklination des Kopfes – sonst Verschlucken)
Unterstützung auf Wahrnehmungsebene	visuell: Vibration bei weit geöffnetem Mund sehen taktil: Spüren der Vibration am Zungengrund, gurgeln
Assoziation	Maschinen- oder Motorengeräusche, Weckerrasseln, Hundeknurren, hungriger Tiger
Hilfen (manuell)	taktiler Stimulus (leichter Druck auf den Mundboden)
Phonemzeichen	PMS: Zeigefinger und Mittelfinger werden im schnellen Wechsel gegeneinander auf- und abbewegt

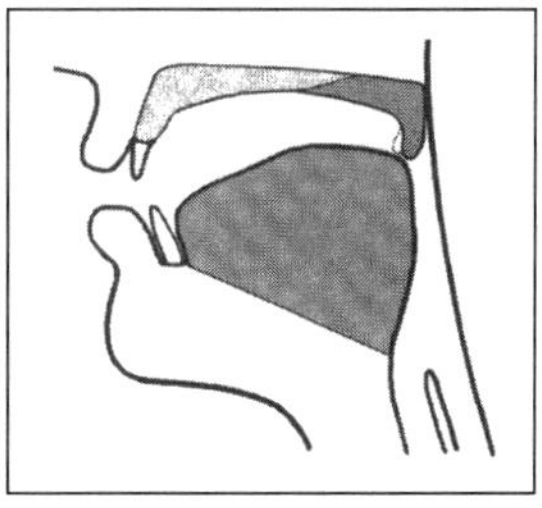

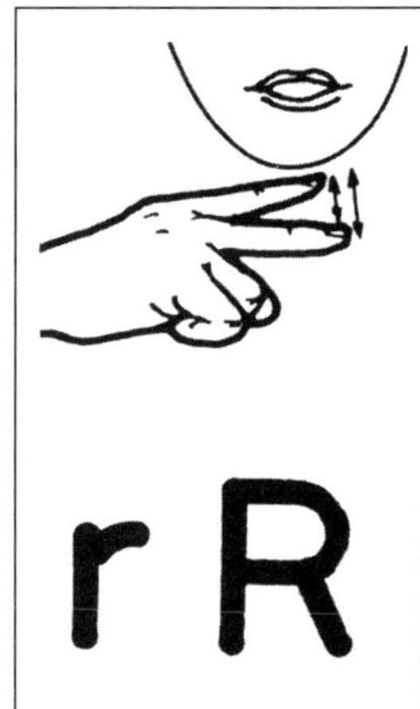

Laut	*/ʁ/ (Rachen-R)*
Lautbildungsunterstützende Bewegungen	Grundvoraussetzungen: Gesamtkörper tonisiert, Zwerchfellspannung Bewegungsart: leichter Anfangsimpuls, gegen Widerstand, längere Dauer Körperteile: ein- oder beidhändig Bewegungsrichtung: vom Körper weg oder zum Körper hin
Mundmotorik	gurgeln
Erste Spielideen zur anschließenden Festigung auf Lautebene	Autos fahren lassen, Ball rollen, knurrenden Hund/Tiger füttern, Maschine anschalten (drehende und drückende Bewegung), tauziehen, Piratenboot mit schweren Schätzen beladen, Wäsche auf einem Waschbrett rubbeln

3. Artikulationszone
(Velarlaute, Glottallaute)

Laut	*/h/*
Lautbeschreibung	Aspirant
Voraussetzungen für die korrekte Lautanbahnung	Zwerchfellspannung, Kieferöffnung, Gaumensegelaktivität
Lautbildung	entsteht durch Reibung zwischen den Stimmlippen, flacher Zungenrücken, gehobenes Gaumensegel, geöffnete Lippen, ist der gehauchte Einsatz des folgenden Vokals, auf den das Ansatzrohr bereits eingestellt ist
Lautcharakter	nach außen strömend
Anbahnungsmöglichkeiten	Spiegel anhauchen, in hohle Hand hauchen, lachen, rufen Ableitung: /ç/ > /h/ (Zunge flacher legen) /x/ > /h/ (Zunge niederdrücken) Beschreibung: Zunge entspannt bis an die unteren Schneidezähne vorschieben, Mund- und Rachenraum weit denken, Beginn mit Wörtern H-a...
Unterstützung auf Wahrnehmungsebene	visuell: kalten Spiegel/Fensterscheibe anhauchen taktil: warmen Luftstrom in der hohlen Hand spüren
Assoziation	aufatmen, seufzen, lachen, rufen, hauchen (in die Hände, an Spiegel/Scheibe)
Hilfen (manuell)	Unterkiefer herabziehen, Zunge niederdrücken
Phonemzeichen	PMS: mit der flachen geschlossenen Hand vom Körper weggeführt
Lautbildungsunterstützende Bewegungen	Grundvoraussetzungen: ausreichender Gesamtkörpertonus Bewegungsart: geführt, strömend Körperteile: beide Arme und Hände Bewegungsrichtung: von der Körpermitte weg nach vorne oben > leichte Gegenstände forthauchen, Atemwurf mit Federn, Watte, kleinen Bällen

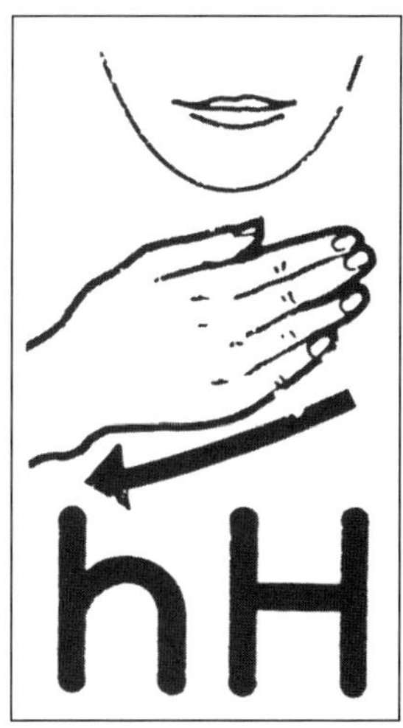

Laut	*/h/*
Mundmotorik	Kieferöffnung, dosierte Luftstromabgabe
Erste Spielideen zur anschließenden Festigung auf Lautebene	hecheln wie ein Hund, Pfefferminz lutschen: Atemkontrolle in der hohlen Hand, in kalte Luft hauchen, Spiegel/ Fensterscheibe anhauchen, lachen, rufen

Vertiefende Literatur

Myofunktionelle Therapie

- *Struck, Veronika, Adams, Iris, Tillmanns-Karus, Monika (1996, 3. Aufl.): Kunterbunt rund um den Mund. Verlag modernes lernen, Dortmund*
- *Struck, Veronika, Mols, Doris (1994): Das Mundwerk. Verlag modernes lernen, Dortmund*
- *Struck, Veronika, Mols, Doris (2002): Atemspiele. Anregungen für die Sprach- und Stimmtherapie mit Kindern. Verlag modernes lernen, Dortmund*
- *Struck, Veronika, Mols, Doris (2004): MundWerkMappe. Verlag modernes lernen, Dortmund*

Diese vier Bücher bieten neben kurzen und übersichtlichen Darstellungen der Zusammenhänge, die sich übrigens auch hervorragend für Schautafeln und zur Elterninformation eignen, eine große Fülle an konkreten Übungen für alle Bereiche der Mundmotorik. Die Übungen sind sehr übersichtlich gegliedert; farbige Markierungen erleichtern das Auffinden. Illustrationen, genaue Durchführungsbeschreibungen inklusive „Warn"-Hinweisen spiegeln die sorgfältige, anwenderfreundliche und praxisnahe Arbeit der Autorinnen wider.

- *Kittel, Anita (2009, 9. Aufl.): Myofunktionelle Therapie. Schulz-Kirchner, Idstein*

Komprimiert und dennoch umfassend und präzise werden Grundlagen, Diagnostik und Therapiekonzept der myofunktionellen Therapie dargestellt. Hintergrund ist das Konzept nach Garliner. Beschrieben werden Zungen-, Lippen- und Ansaugübungen, Schluckübungen, Ruhelageübungen für die Zunge sowie Ganzkörperübungen. Die strukturierte und schnörkellose Übungstherapie eignet sich ab Vorschul- bzw. Schulalter. Der Schwerpunkt und die Stärke dieses Buches liegen im klaren Aufbau der Übungen und in der detaillierten Beschreibung der korrekten Ausführung. Ein Übungsblock mit Vorlagen und ein Memory-Spiel mit Fotografien der MFT-Übungen ergänzen das Buch.

- *Fischer-Voosholz, Martina, Spenthof, Ursula (2002): Orofaciale Muskelfunktionsstörungen. Springer, Heidelberg*

Das als Lehrbuch konzipierte Buch vermittelt auf 170 Seiten gut und leicht lesbar Grundlagen: Physiologie – inkl. Anleitungen zur Selbsterfahrung –, Entwicklung des physiologischen Schluckens im Kontext der Gesamtentwicklung wie auch Erstgespräch und Anamnese. Vorgestellt wird das MRFH-Diagnostik-Schema. Besonderes Augenmerk verdienen die interdisziplinären Aspekte.

Kieferorthopädie und Physiotherapie werden selbstverständlich in Diagnostik und Therapie integriert. Der praktische Anteil umfasst mehr als die Hälfte des Buches. Anhand von Fotografien, Tabellen, Zusammenfassungen und Hilfestellungen erschließen sich die Ziele einer myofunktionellen Therapie. Die Durchführungsmöglichkeiten sind anschaulich und plastisch dargestellt. Ein motivierender Einstieg in die Therapie der myofunktionellen Störungen.

Artikulationstherapie

- *Monschein, Maria (1997): Spiele zur Sprachförderung. Band 1. Don Bosco, München*
- *Monschein, Maria (1998): Spiele zur Sprachförderung. Band 2. Don Bosco, München*

Beide Bücher sind rein anwendungsorientiert und enthalten weit über 100 Spiele. Diese sind nach Förderschwerpunkten gegliedert. Sinneswahrnehmungen werden ebenso angesprochen wie Übungen zur Erarbeitung einzelner Laute. Die fantasievollen Vorschläge lassen sich mit wenigen Materialien schnell umsetzen und eignen sich für Einzeltherapien ebenso wie für Kleingruppen.

- *Franke, U. (2007). Artikulationstherapie bei Vorschulkindern. Ernst Reinhardt, München*

Nach einem kurzen theoretischen Überblick über die Diagnostik, die Therapieindikation und phonetische Therapieansätze sind 2/3 des Buches der praktischen Umsetzung gewidmet. Ausgehend von mundmotorischen Übungen und spannenden Gestaltungsvariationen der Übungen zur Phonemdifferenzierung folgt eine ausführliche Darstellung der Möglichkeiten zur Lautanbahnung und Festigung. Weitere leicht umzusetzende Spielvorschläge, nach einzelnen Lauten und den Therapieebenen innerhalb der Therapie gegliedert, folgen. Ergänzt werden die Vorschläge noch von themenzentrierten Wortlisten, die Inspirationsquelle für die Entwicklung eigener Variationen sind. Ein aktueller Klassiker, seit 20 (!) Jahren.

Fragen/Übungen zu Kapitel 3

1. Weshalb wird in der phonetisch-orientierten Therapie im Bereich Artikulation auf Silbenebene gearbeitet, bevor Wörter eingeführt werden?

2. Welche Bedeutung kommt der Phonemdifferenzierung in der phonetisch-orientierten Therapie zu?

3. Woran könnte es liegen, dass ein Kind trotz intensiver myofunktioneller Therapie den Ziellaut /k/ in der Spontansprache immer noch durch /t/ ersetzt, obwohl es Worte mit dem Laut /k/ korrekt nachsprechen kann?

4. Die Eltern eines Therapiekindes befürchten, die Zunge ihres Kindes sei zu groß, sie hänge immer über die Unterlippe und es sei deswegen so schlecht verständlich. Was entgegnen Sie?

5. Wann sind mundmotorische Übungen indiziert?

6. Wie lautet das Therapieziel für diese Einheit aus dem Bereich Artikulation? Angegeben werden sollen die Ebene, der Ziellaut und ggf. die Lautposition!

a. Wir rufen die Tiere: „Komm Hase!; komm Hahn!, komm Pferd!“

b. Wir zaubern: „isch-asch-osch“

c. Wir hacken Holz (Knete) mit /k/ /k/ /k/

d. Wir spielen mit dem Kaufladen. Da gibt es Kaba, Kaffee, Kuchen, Kulis, kandierte Früchte, karierte Hefte, leckere Lakritze, Notizklötze, Wecker usw. Wir kaufen und verkaufen, es kostet usw.

e. Bald ist Geburtstag: „Ich wünsche mir schöne Stiefel / Frösche / Champignons von Stefan.“

f. Wir angeln: „Fische / Taschen / Stiefel ...“

g. Wir malen eine Sonne. Die Strahlen zeichnen wir mit /sa/, /se/, /si/

h. Der Wecker klingelt: /rrrrrr/

7. Um welche Sigmatismusformen handelt es sich jeweils?

A. Zungenversuch ➢ keine klangliche Veränderung
   Nasenversuch ➢ deutliche klangliche Veränderung
   Czermak'sche Platte ➢ deutlicher Beschlag

B. Zungenversuch ➢ klangliche Veränderung
   Nasenversuch ➢ keine klangliche Veränderung
   Klopfversuch ➢ klangliche Veränderung

8. Was sind potenzielle Vorteile bzw. Nachteile bei Entscheidung für die apikale bzw. dorsale Bildung des Lautes /s/?

9. Praktische Übung:
   Bilden Sie Kleingruppen à drei Personen.
   Beschreiben Sie die korrekte Bildung des /s/-Lautes! In welcher Position befinden sich Zunge, Lippen, Zähne? Welche Berührungspunkte gibt es? Wie ist die Kieferöffnung? Was macht das Gaumensegel, der Kehlkopf? Wie verläuft der Phonationsstrom? Wie ist der Höreindruck?
   Probieren Sie wenigstens fünf mögliche Fehlbildungsformen aus!
   Was verändern Sie dabei wie? Wie verändert sich dabei jeweils der entstehende Klang?

4 PHONOLOGISCH-ORIENTIERTE THERAPIE

Was unterscheidet die phonologisch- und die phonetisch-orientierte Therapie? Diese Frage ist wichtig, denn bislang wurde eine große Zahl phonologischer Störungen nach dem klassischen, phonetisch-orientierten Therapieansatz behandelt, oft begleitet von viel Frustration und übermäßig langen Behandlungszeiträumen. Den kleinen Patienten wurde für ihr spezielles Problem eine Lösung angeboten, die – wenn überhaupt – kompensatorisch wirksam war, während die eigentliche Lösung nur bruchstückhaft aufgearbeitet wurde.
Beide Therapieansätze unterscheiden sich sowohl in der Beurteilung der Ursache von Artikulationsstörungen als auch in der daraus abgeleiteten Zielsetzung und therapeutischen Umsetzung:

Phonetische Therapie	*Phonologische Therapie*	
■ Auffälligkeiten in der sensomotorischen Entwicklung; enger Kontext zu Störungen der sensorischen Integration, speziell der Verarbeitung intraoraler Wahrnehmungsleistungen ■ Mundmotorische Ungeschicklichkeit und daraus resultierende Störung der motorischen Planung von Artikulationsbewegungen ■ Durch Hörstörungen bedingte falsche Hypothesen über die Lautbildung	■ Distinktive Merkmale bzw. Lautkontraste werden in ihrer Funktion als bedeutungsunterscheidendes Segment im gesprochenen Wort nur unzureichend wahrgenommen ■ Generell können begleitend Segmentierungsschwächen bestehen ■ Neben manifesten Störungen kann die phonologische Entwicklung verzögert sein, die Kinder bleiben im phonologischen Prozess stecken	← Beurteilung der Störungsursache
■ Übernahme („Einbauen") eines erarbeiteten Lautes in die Spontansprache	■ Die Kinder beginnen eigenständig ihren phonologischen Prozess aufzuarbeiten und die Regeln der Erwachsenensprache auf ihre Sprachproduktion anzuwenden	← Zielsetzung
■ Übergeneralisierung ist möglich	■ Selten Übergeneralisierung	

Therapeutische Prinzipien	■ Arbeit immer nur am Einzellaut und zwar an dem Laut, der noch nicht gebildet werden kann ■ Schrittweise vorgehendes und gemäß den Sprechleistungsstufen hierarchisch gegliedertes Übungsprogramm: Lautanbahnung Festigung auf: – Lautebene – Silbenebene (An-, Aus-, Inlaut) – Wortebene (An-, Aus-, Inlaut, Konsonantenverbindungen) – Satzebene – Gebundene Spontansprache – Eigenkontrolle im freien Spiel ■ „Drill" von Artikulationsbewegungen, Konditionieren über positive Verstärkung ■ Zur Vermeidung von Störungsbewusstsein soll sich das Kind mit der eigenen artikulatorischen Auffälligkeit nicht auseinandersetzen	■ Arbeit mit allen am phonologischen Prozess beteiligten Lauten oder Lautgruppen ■ Schwerpunkt ist anfänglich die rezeptive Arbeit am phonologischen Regelsystem ■ Lautproduktionen sind dabei fakultativ ■ Die Sprachproduktion der Kinder wird anfänglich nicht korrigiert ■ Wird die Lautproduktion mit einbezogen, bezieht sie sich zunächst auf die Laute, die das Kind bilden kann ■ Aufseiten der Kinder muss der Wunsch zur Veränderung des eigenen Sprechens und der Sprache da sein. Dazu ist die differenzierte Auseinandersetzung mit der Störung Voraussetzung, dies aber nicht ohne die Zusage des Therapeuten, dass man etwas verändern kann, und dass er die Lösung für das Problem hat

vgl. Grunwells Prinzipien zur phonologisch-orientierten Intervention, 1987

Ziel der phonologisch-orientierten Therapieansätze ist, das phonologische Regelsystem der Kinder so zu verändern, dass Laute in ihrer Funktion als Bedeutungsträger innerhalb des Muttersprachsystems deutlich werden. Wollen die Kinder die Veränderung und bekommen sie durch die Behandlung und den Therapeuten die nötige Kompetenz zur Aufarbeitung der Prozesse, werden sie ihr Sprachsystem der Erwachsenensprache annähern. Ein starker Bezug zu den kognitiven Fähigkeiten der Kinder liegt nahe.
Die Ursprünge der phonologischen Therapie sind im angloamerikanischen Raum zu finden und reichen in die 1980er-Jahre zurück. Einige dieser Ansätze wurden für den deutschsprachigen Raum übernommen und z.T. spezifiziert oder weiterentwickelt.

4.1 Minimalpaar-Therapie

Die Minimalpaar-Therapie gehört zu den frühen und immer noch aktuellen Ansätzen. Das Prinzip des Therapieansatzes besteht darin, die Funktion eines Phonems als Bedeutungsträger über die Arbeit mit Minimalpaaren, d.h. Wörtern, die sich in allen Lauten bis auf einen gleichen, zu vermitteln, um dann die korrekte Lautverwendung in Anlehnung an das „klassische", phonetisch-orientierte Therapieverfahren zu generalisieren.

Hauptvertreter: Blanche (1982), Gierut (1990), Babbe (1993), Dannenbauer (1998) und Hacker (1999)

Beispiel für einen möglichen Behandlungsaufbau

I. Phase
(Vorbereitungsphase)

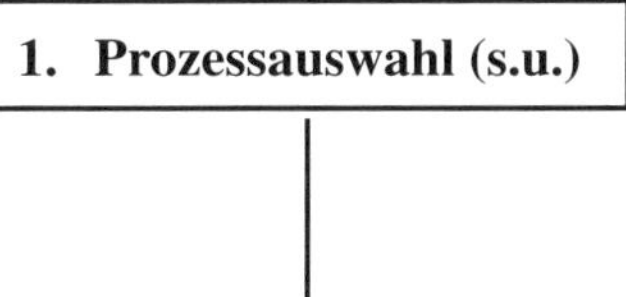

2. Ein entsprechendes Minimalpaar wird ausgesucht
Damit die distinktiven Merkmale schneller erfasst werden können, muss Folgendes berücksichtigt werden:

- Nomen (1- bis 2-silbig, möglichst mit offener Silbenstruktur) werden bereitwilliger als andere Wortklassen verarbeitet, weil sie, gemessen an der Sprachentwicklung, eine basalere Ebene repräsentieren.
- Die zueinander in Kontrast zu bringenden Phoneme sollten in Wortanlautposition, aber nicht als Konsonantenverbindung stehen, um die auditive Anforderung zu minimieren und möglichst klar zu gestalten.
- Die Minimalpaarwörter sollten außer den anlautenden, zu kontrastierenden Phonemen keine weiteren mit diesen identischen Phoneme enthalten.

Um den Phonemkontrast für die auditive Arbeit vorbereitend zu vermitteln, kann er über das Schriftbild visualisiert und mit dem Kind gemeinsam entdeckt werden.

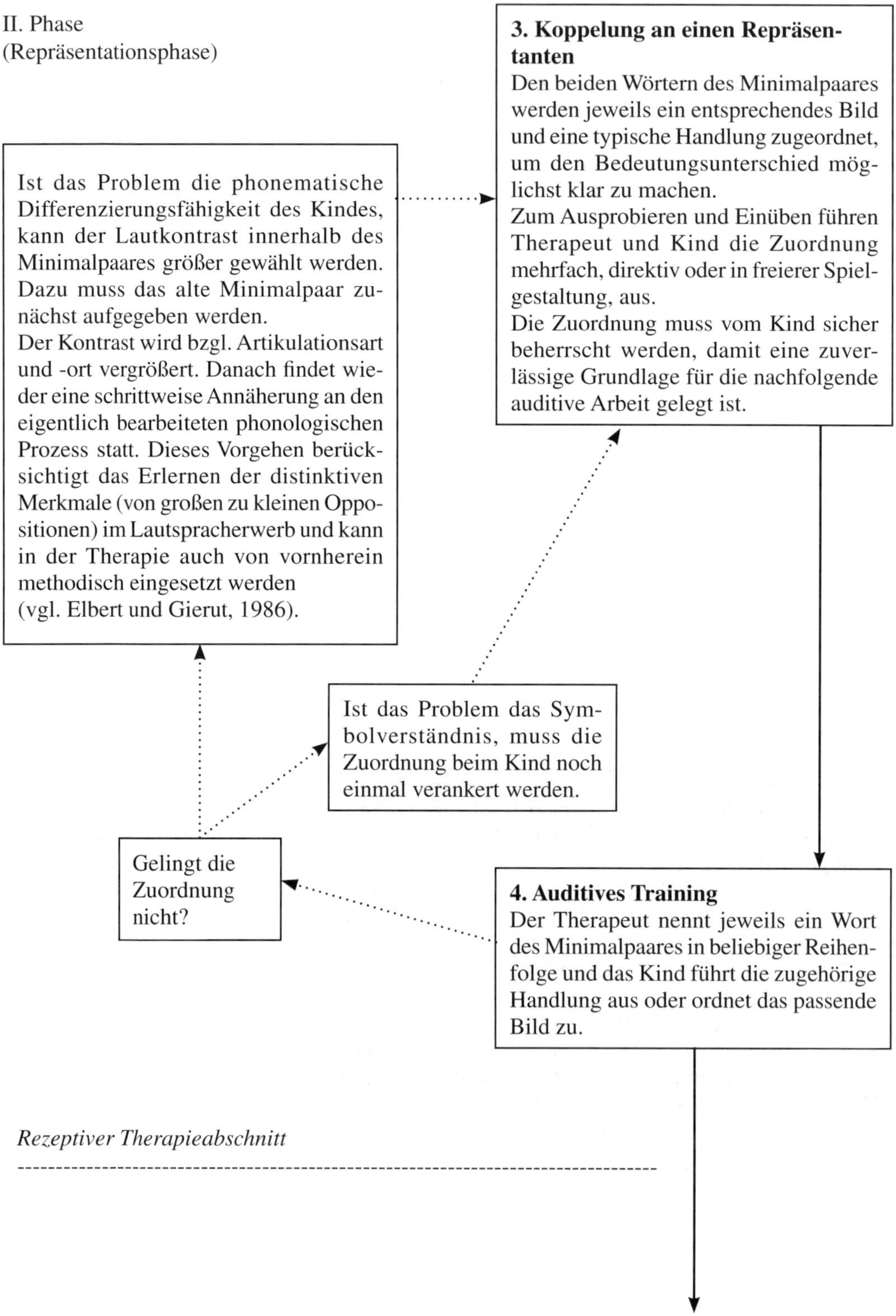

II. Phase
(Repräsentationsphase)

3. Koppelung an einen Repräsentanten
Den beiden Wörtern des Minimalpaares werden jeweils ein entsprechendes Bild und eine typische Handlung zugeordnet, um den Bedeutungsunterschied möglichst klar zu machen.
Zum Ausprobieren und Einüben führen Therapeut und Kind die Zuordnung mehrfach, direktiv oder in freierer Spielgestaltung, aus.
Die Zuordnung muss vom Kind sicher beherrscht werden, damit eine zuverlässige Grundlage für die nachfolgende auditive Arbeit gelegt ist.

4. Auditives Training
Der Therapeut nennt jeweils ein Wort des Minimalpaares in beliebiger Reihenfolge und das Kind führt die zugehörige Handlung aus oder ordnet das passende Bild zu.

Gelingt die Zuordnung nicht?

Ist das Problem das Symbolverständnis, muss die Zuordnung beim Kind noch einmal verankert werden.

Ist das Problem die phonematische Differenzierungsfähigkeit des Kindes, kann der Lautkontrast innerhalb des Minimalpaares größer gewählt werden. Dazu muss das alte Minimalpaar zunächst aufgegeben werden.
Der Kontrast wird bzgl. Artikulationsart und -ort vergrößert. Danach findet wieder eine schrittweise Annäherung an den eigentlich bearbeiteten phonologischen Prozess statt. Dieses Vorgehen berücksichtigt das Erlernen der distinktiven Merkmale (von großen zu kleinen Oppositionen) im Lautspracherwerb und kann in der Therapie auch von vornherein methodisch eingesetzt werden
(vgl. Elbert und Gierut, 1986).

Rezeptiver Therapieabschnitt

Expressiver Therapieabschnitt

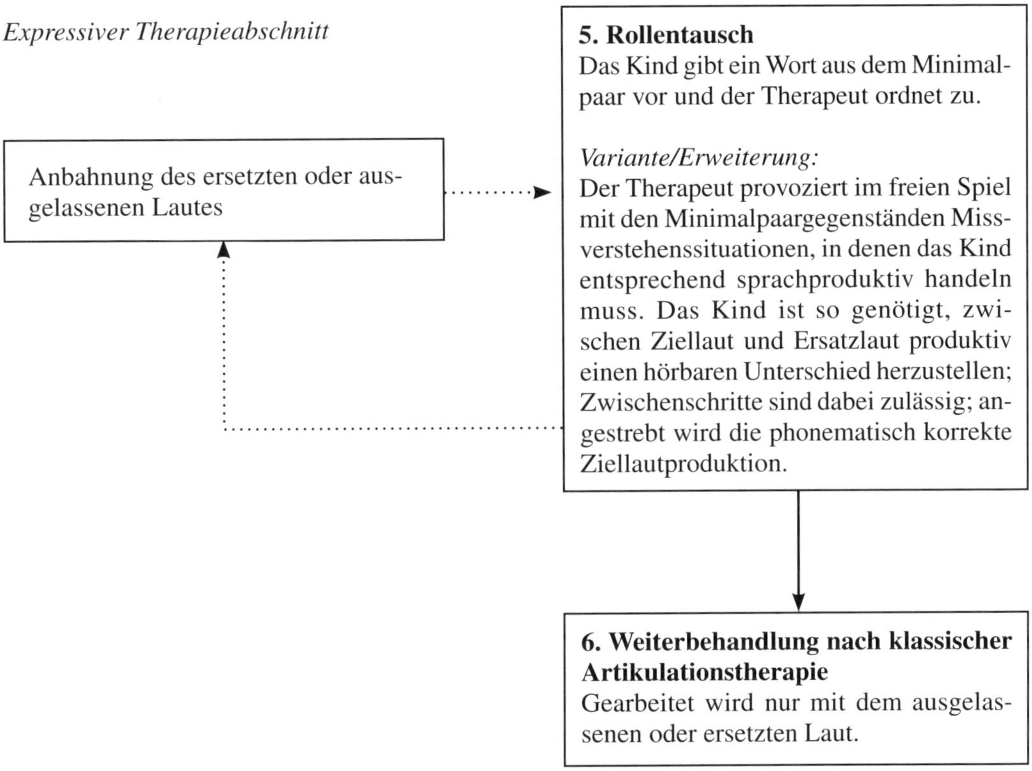

Anbahnung des ersetzten oder ausgelassenen Lautes

5. Rollentausch
Das Kind gibt ein Wort aus dem Minimalpaar vor und der Therapeut ordnet zu.

Variante/Erweiterung:
Der Therapeut provoziert im freien Spiel mit den Minimalpaargegenständen Missverstehenssituationen, in denen das Kind entsprechend sprachproduktiv handeln muss. Das Kind ist so genötigt, zwischen Ziellaut und Ersatzlaut produktiv einen hörbaren Unterschied herzustellen; Zwischenschritte sind dabei zulässig; angestrebt wird die phonematisch korrekte Ziellautproduktion.

6. Weiterbehandlung nach klassischer Artikulationstherapie
Gearbeitet wird nur mit dem ausgelassenen oder ersetzten Laut.

Zusammenfassung:

Stärken	*Schwächen*
■ Als Einstieg in die phonologische Therapie für Therapeuten gut geeignet, die vom phonetischen Ansatz herkommen ■ Einfacher Weg zur Behandlung von Störungen, die zur phonologischen Verzögerung gerechnet werden (s.u.) und die vom Umfang her klar eingegrenzt sind	■ Im Deutschen gibt es sehr viel weniger minimalpaarbildungsfähige Wörter als im Angloamerikanischen ■ Der Therapieansatz ist nicht für alle phonologischen Prozesse wirklich geeignet ■ Setzt ein hohes Maß an phonologischer Kompetenz und kognitiver Reife voraus ■ Kinder entdecken Lautkontraste aus der Notwendigkeit semantischer Differenzierung und bleiben damit möglicherweise in Kompensationsstrategien hängen

4.2 Metaphon

Die Behandlung gliedert sich in *zwei Phasen* mit unterschiedlicher Zielsetzung:

Phase I.
Entwickeln phonologischer Bewusstheit; Spaß am Spiel mit Lauten

Phase II.
Die in Phase I erworbene phonologische Kompetenz wird schrittweise auf Kommunikationssituationen übertragen. Der Schwerpunkt liegt dabei auf der auditiven Eigenkontrolle, sodass als eigentliches Ziel die spontane Selbstkorrektur des Kindes angestrebt wird

Metaphonologie ist Bestandteil der Metalinguistik und bedeutet, im Phonologischen gemachte Erfahrung zu reflektieren und zu versprachlichen. Der daran orientierte Therapieansatz geht auf Howell & Dean zurück und stammt aus den 1990er-Jahren. Metaphon versucht auch, die Schwächen des Minimalpaaransatzes auszugleichen, dies vor allem durch die in der Therapie vorangestellte Konzeptebene. Ziel dieser Konzeptebene – die die erste Therapiephase umfasst – ist, die Kinder über gegenständliches, konkretes Handeln und entsprechende Hörerfahrungen an das Wesen des Phonemkontrastes heranzuführen. Auf diesem Weg wird die Aufarbeitung des phonologischen Prozesses vorbereitet. Die minimalpaartherapeutische Intervention bleibt als wesentlicher Bestandteil der sich anschließenden Therapieschritte erhalten. Diese haben zum Ziel, die Kinder mit ihrer eigenen Sprache zu konfrontieren und ihnen zu vermitteln, wie sie eine Veränderung erreichen können. Die Kinder selbst sollen ihre Störung aufarbeiten, der Therapeut hat anleitende und unterstützende Funktion. Der Rollentausch von Therapeut und Kind bildet dabei den interaktiven Kern.
Der Behandlungsaufbau richtet sich nach der Behandlung von systemischen und strukturellen Prozessen.

4.2.1 Die Behandlung systemischer Prozesse (Ersetzungsprozesse)

Metaphon-Konzept

I. Behandlungsphase

- Behandlungsschwerpunkt: rezeptive Arbeit

Ebene	*Durchführungsprinzip*	*Therapeutischer Prozess*
Konzept-ebene	Nachdem entschieden ist, an welchem phonologischen Prozess gearbeitet wird, führt der Therapeut im Spiel kindgerechte Begriffe ein, die zu einem späteren Zeitpunkt auf den entsprechenden Phonemkontrast übertragen werden sollen, z.B.: *Prozess* / *Distinktion* / *Begriffe* ■ Plosivierung / frikativ/plosiv / kurz/lang ■ Vor-, Rückverlagerung, Kontaktassimilation / alveolar/velar / vorne/hinten hell/dunkel ■ Sonorierung, Desonorierung / stimmhaft/stimmlos / laut/leise ■ Glottale Ersetzung / glottal/uvular / hauchen/gurgeln ■ Nasalierung / nasal/oral / Luftstrom Nase/Mund	Durch die Konzeptebene haben Kinder mit hohem Störungsbewusstsein die Möglichkeit, Ängste, die im Zusammenhang mit dem Sprechen stehen, abzubauen. Im Rollentausch können sie ohne Druck Kommunikationsverantwortung übernehmen.
Geräusch-ebene	Die Begriffe (s.o.) werden zur Beschreibung und Klassifikation von alltagsnahen Geräuschen und Instrumenten benutzt. Kind und Therapeut hören und besprechen gemeinsam das, womit sie gerade Geräusche oder Klänge erzeugen.	Die Auswahl von Geräuschen und Klängen holt das Kind in seiner Erfahrungswelt ab und erweitert sie. Gemeinsames differenziertes Handeln, das den Rollentausch mit einbezieht, motiviert und steigert das Selbstbewusstsein.

<table>
<tr><th>Ebene</th><th colspan="2">Durchführungsprinzip</th><th>Therapeutischer Prozess</th></tr>
<tr><td rowspan="3">Lautebene</td><td colspan="2">Für die kontrastierenden Merkmale der am phonologischen Prozess beteiligten Lautgruppen werden Referenzkarten oder auch gegenständliche Repräsentanten eingeführt, z.B.:</td><td rowspan="3">Das Kind kann das vorher erworbene Wissen über Klangkontraste auf Laute übertragen. Die vorwiegend auditive Arbeit entlastet und motiviert zur eigenen Produktion.
Die Flexibilität im therapeutischen Prozess lässt dem Kind und Therapeuten viel Raum für gemeinsame Entscheidungen.

Am Ende dieses Therapieschrittes sollte das Kind die betroffenen Laute auditiv sicher differenzieren und den entsprechenden Lautgruppen zuordnen können.</td></tr>
<tr><td>Prozess
■ Plosivierung

■ VV, RV KontAss

■ Son, DeSon

■ GlottEr

■ Nas</td><td>Referenzkarten
Strich/Punkt, Schlange/Käfer, platzender Luftballon/Windwolke
Zunge mit rotem Punkt auf Apex/Zunge mit postdorsalem roten Punkt, Tieransicht von vorne/von hinten
Note/durchgestrichene Note, singender Mund/Mund mit Zeigefinger als Leise-Zeichen
Kind behaucht Spiegel/Kind gurgelt
Mund/Nase (beides u.U. mit angedeutetem Luftstrom)</td></tr>
<tr><td colspan="2">Zunächst soll das Kind auditiv differenzieren: Der Therapeut spricht einen Laut aus einer der betroffenen Lautgruppen und das Kind ordnet die entsprechende Referenzkarte, die das distinktive Merkmal dieser Lautgruppe vertritt, durch Zeigen oder eine vorher vereinbarte Handlung zu. Während der auditiven Arbeit können dem Kind alle betroffenen Laute angeboten werden, unabhängig davon, ob das Kind diese Laute selbst produzieren kann oder nicht.
Danach wird Rollentausch angestrebt. Dabei darf beim Kind jedoch nicht der Druck entstehen, Laute produzieren zu müssen, die es noch nicht bilden kann. Lautanbahnung und mundmotorische Hinweise als Angebot sind hier möglich. Gegebenenfalls kann das Arbeiten auf Lautebene aber auch rein rezeptiv bleiben.
Die Silbenebene entfällt hier. Sie bleibt der Bearbeitung von Silbenstrukturprozessen vorbehalten.</td></tr>
</table>

Ebene	*Durchführungsprinzip*	*Therapeutischer Prozess*
Wortebene	Im Vordergrund steht auch hier die Hörerrolle des Kindes. Der Behandlungsablauf entspricht weitgehend der Minimalpaar-Therapie: Minimalpaare werden passend zum phonologischen Prozess ausgewählt. Der Therapeut benennt ein Minimalpaarbild und das Kind ordnet die entsprechende Referenzkarte zu. Auch hier werden die Items so ausgesucht, dass der Ziellaut in Wortanlautposition steht und im Wort kein zweites Mal vorkommt. Zur Materialgestaltung: Das Referenzsymbol kann auf der Rückseite des Minimalpaarbildes dargestellt sein und mit der zugeordneten Referenzkarte abgeglichen werden.	Produktive Leistungen des Kindes sind noch nicht unbedingt erforderlich, aber dennoch erwünscht. Die Kinder werden langsam an produktive Leistungen herangeführt und die zweite Behandlungsphase dadurch zielorientiert vorbereitet.

II. Behandlungsphase
■ Behandlungsschwerpunkt: Produktion und Eigenkontrolle

Wort-ebene	Zunächst wird ein Minimalpaar mit möglichst einfacher Silbenstruktur ausgewählt. Therapeut und Kind benennen im Spiel abwechselnd jeweils ein Item. Die entsprechende Referenzkarte wird zugeordnet. Der umgekehrte Vorgang ist ebenfalls möglich: einer aufgedeckten oder gezogenen Referenzkarte wird eine Minimalpaarbildkarte zugeordnet und diese wird benannt. Anfänglich wird nur mit einem Minimalpaar gearbeitet, später mit mehreren. Beispiele für Spielideen: ■ Zaubersäckchen: Inhalt sind entweder Minimalpaarbilder oder Referenzkarten; das Öffnen des Säckchens ist gekoppelt an „Zaubern", „Zauberwörter" (u.U. Produktion eines Ziellautes) oder bestimmte Spielschritte in einem Regelspiel. ■ Memory: Jeweils eine Minimalpaarbildkarte und eine Referenzkarte bilden ein Pärchen.	Das erworbene metalinguistische Wissen soll sprachproduktiv angewandt werden. Rollentausch ist jetzt nicht mehr fakultativ. Deshalb ist vom Therapeuten viel Sensibilität für die Situation gefordert. Die Arbeit auf Wortebene ist abgeschlossen, wenn das Kind Minimalpaarwörter isoliert sicher produzieren kann.
Satzebene	Die Produktion von Minimalpaarwörtern wird auf die Satzebene transferiert. Dazu werden zunächst nur feste, einfach strukturierte Satzmuster angeboten. Syntax und Morphologie müssen dem Sprachstand des Kindes entsprechen und gut umsetzbar sein. Gegebenenfalls müssen amorphe Äußerungen oder Verbstellungsabweichungen zugelassen werden. Die Zuordnung von Referenzkarten kann auch auf Satzebene noch sinnvoll sein. Einfache syntaktische Strukturen finden sich wieder in: ■ Imperativsätzen: „Gib (mir) ...", „Hole (den/die/das) ...". ■ SPO-Sätzen: Dabei werden die Ziel-Items entweder als Subjekte oder Objekte eingesetzt. Zuletzt werden beliebige Satzmuster ins freie Spiel integriert. Der Behandlungsschritt gilt als abgeschlossen, wenn mehr als 80% aller spontanen Äußerungen korrekt sind.	Die Satzebene stellt erhöhte Anforderungen an die auditive Merkspanne und Eigenkontrolle der Patienten. Sie ist somit ein wichtiger Schritt für die Generalisierung der erarbeiteten Therapieinhalte. Bei stark dysgrammatischen Kindern kann die Satzebene entfallen. Die korrekte Umsetzung syntaktischer Strukturen ist hier nicht Therapieinhalt.

Metaphon-Konzept

4.2.2 Die Behandlung von silbenstrukturellen Prozessen

I. Behandlungsphase
- Behandlungsschwerpunkt: rezeptive Arbeit

Ebene	*Durchführungsprinzip*	*Therapeutischer Prozess*
Konzept-ebene	Strukturelle Prozesse werden unter dem Aspekt der Menge (Verhältnis von Zielmenge und veränderter Menge) und der Reihenfolge der einzelnen Mengenbestandteile verhandelt. Die entsprechenden Begriffe werden eingeführt. Sie sollen in den folgenden Therapieschritten wiederverwendet werden. So ist es z.B. möglich, die Sequenzierung von Konsonanten innerhalb eines Clusters durch je zwei Reihen verschiedenfarbiger Bauklötze zu visualisieren, um sie dann miteinander zu vergleichen: Sind die Reihen gleich, oder fehlt ein Klotz?	Ziele sind Angstabbau und die langsame Annäherung an die Auseinandersetzung mit der Störung durch den Bezug auf die nicht-sprachliche Ebene. Durch Rollentausch können die Kinder beginnen, Verantwortung im therapeutischen Prozess und sich selbst gegenüber zu übernehmen.

Prozess	*Distinktion*	*Begriff*
■ Reduktion von Konsonanten-verbindungen (RKV)	KKV – KV KKKV – KV / KKV	„etwas fehlt“
■ Tilgung silbenfinaler Konsonanten (TFK)	KVK – KV	
■ Tilgung silbeninitialer Konsonanten/ Anlaut-Prozess (TIK)	V – KV KVK – VK	
■ Tilgung unbetonter Silben (TUS)		

Ebene	*Durchführungsprinzip*	*Therapeutischer Prozess*
Geräusch-ebene	Das Verhältnis von Zielmenge und reduzierter Menge kann auch mit Instrumenten oder Geräuschquellen dargestellt werden. Dazu wurden 2 Sequenzen von 2-4 Geräuschen oder Tönen verglichen: Waren die Sequenzen gleich, oder fehlt ein Ton oder Geräusch? Unterstützend können die Zielsequenzen durch eine der Geräuschproduktion entsprechende Reihe von Bildkarten repräsentiert werden, mit der die Kinder das Gehörte abgleichen können. Sie sollen dann bestimmen, ob die Sequenz vollständig war, und wenn nicht, welches Geräusch gefehlt hat.	Rollentausch ist möglich. Angstabbau und Vorbereitung der sprachbezogenen auditiven Arbeit sind die Ziele.
Silben-ebene	Im Unterschied zu den systemischen Prozessen entfällt hier die Lautebene. Erfasst werden soll der Kontrast von Silbenstrukturen, entsprechend dem diagnostizierten phonologischen Prozess. Referenzkarten werden eingeführt, z.B.: RKV: 1(2) Fischerboote ziehen ein Netz – 2(3) Fischerboote ziehen ein Netz TFK: Tier komplett – gleiches Tier ohne Schwanz TIK: Tier komplett – gleiches Tier ohne Kopf TUS: Wenn vorwiegend dreisilbige Wörter betroffen sind: Ein Kind (in Mittelposition) schiebt und zieht je einen Wagen – der geschobene Wagen fehlt Die Silben können spielerisch z.B. als Zauberwörter eingesetzt werden. Die Kinder sollen nach dem auditiven Input die zugehörige Referenzkarte zeigen. Die Lautkombinationen innerhalb der Konsonantenverbindungen sind nicht an bestimmte Laute gebunden, müssen aber den Regeln der Muttersprache gehorchen.	Kein Rollentausch. Das Kind ist nur Hörer. Die Perzeption bereitet die spätere Produktion vor, setzt das Kind aber nicht unter Druck. Die Angebote auf der sinnfreien Ebene verhindern eine Kompensation über die Semantik.
Wort-ebene	Gearbeitet wird mit Minimalpaaren. Wie beim Ersetzungsprozess ist auch hier die Anzahl der ausgewählten Items sekundär. Eine Beschränkung ist anfänglich von Vorteil. Zur Wortebene sollte erst dann übergegangen werden, wenn die auditiven Differenzierungsleistungen auf der Silbenebene sicher sind.	Das Kind ist nur Hörer. Rollentausch ist nicht vorgesehen.

II. Behandlungsphase
■ Behandlungsschwerpunkt: Produktion und Eigenkontrolle

Wort-ebene	Die Kinder sollen überprüfen, ob die Aussprache eines Wortes mit der von ihnen implizierten Intention übereinstimmt oder ob sie ihre Äußerung korrigieren müssen. Dazu werden Spiele angeboten, deren Handlung an die Produktion von Minimalpaaren gekoppelt ist und die eine Realisation von Missverstehenssituationen ermöglichen. Absicht ist allerdings, ähnlich wie in der klassischen Artikulationstherapie, eine deutlich häufigere Produktion der Zielform eines Wortes (z.B. das Wort mit Konsonantenverbindung). Therapeut und Kind reflektieren dabei immer wieder den Unterschied der Minimalpaarwörter, wobei die Referenzkarten mit einbezogen werden können. Laute, die nicht im Phoninventar des Kindes enthalten sind und die sich unter der Therapie nicht von alleine bahnen, müssen angebahnt werden.	Die Entscheidung in der Kommunikationssituation fördert die Auseinandersetzung mit den Konsequenzen des eigenen sprachlichen Handelns und damit auch den Transfer der erarbeiteten Inhalte in die Alltagssprache.
Satzebene	Der Aufbau gleicht der Vorgehensweise bei den systemischen Prozessen.	

Zusammenfassung:
Die Stärken von Metaphon liegen zunächst darin, ohne Druck zu arbeiten. Das frühe Angebot des Rollentausches gibt den Kindern die Möglichkeit, sich langsam in den therapeutischen Prozess einzugewöhnen und Schritt für Schritt Eigenverantwortung zu übernehmen. In einer methodisch so aufgebauten Auseinandersetzung mit dem eigenen Sprechen entsteht eine Transparenz der Störung, die aufseiten der Kinder Veränderungswunsch bewirkt.
Die Konzeptebene hat Stärken und Schwächen zugleich. Die nonverbale Vorbereitung des zu bearbeitenden phonologischen Prozesses gibt dem Kind zwar erste Informationen über die auf den sprachlichen Bereich zu übertragende Distinktion und will über die Integration gegenständlicher und körperlicher Erfahrung eine spätere Übernahme von Therapieinhalten begünstigen, tatsächlich schaffen aber nicht selten nur kognitiv leistungsstarke Kinder diesen Transfer, und genau die brauchen diesen Schritt meist gar nicht. Darüber hinaus lässt sich ein Teil der pathologischen phonologischen Prozesse konzeptuell nur schwierig darstellen.

Ähnliche Einwände können auch für die Geräuschebene geltend gemacht werden. Geräusche haben nicht per se Sprachbezug, und die Differenzierung von Geräuschen verbessert sprachbezogene Hörleistungen weder signifikant noch nachhaltig, jedenfalls konnte das bislang noch nicht stichhaltig nachgewiesen werden. Die Arbeit mit Geräuschen als Vorbereitung zur phonematischen Differenzierung stellt ebenfalls eine hohe Transferleistung dar.
Die eingeführten Referenzkarten veranschaulichen zwar die Distinktion, aber ob z.B. die kindgerechte Formulierung „kurz – lang" wirklich nachvollziehbar und phonologisch korrekt den Unterschied von Plosiven und Frikativen transportiert, ist nicht gesichert.
Die Arbeit im perzeptiven Bereich bleibt, abgesehen von der Lautebene, sinnbezogen. Problematisch in diesem Zusammenhang ist, dass die Fähigkeit, Minimalpaare diskriminieren zu können, das Bestehenbleiben einer phonologischen Reststörung nicht ausschließt, da die Kinder über den semantischen Bereich kompensieren können.
Der produktive Teil von Metaphon (Phase II) bewahrt die Stärken und Schwächen der Minimalpaar-Therapie und ähnelt stellenweise dem klassischen, phonetisch-orientierten Behandlungsansatz, der den Transfer in die Spontansprache durch die Steigerung über Sprechleistungsstufen und die auditive Eigenkontrolle im Sprechfluss herzustellen versucht.

4.3 P.O.P.T. Psycholinguistisch orientierte Phonologie-Therapie

vgl. Sprechverarbeitungsmodell S. 33

zu den Untersuchungsergebnissen s.: A. Fox, Kindliche Aussprachestörungen, 2003

Dieser Ansatz basiert in wesentlichen Teilen auf dem Sprechverarbeitungsmodell von Stackhouse & Wells (1997) und wurde von A. Fox, anders als Metaphon und die Minimalpaar-Therapie (z.B. 2009), aus Untersuchungen deutschsprachiger Kinder entwickelt und kommt damit den spezifisch muttersprachlichen Problemen therapeutisch entgegen.
P.O.P.T. wird in Intervallen von je 10-30 Behandlungen durchgeführt, wobei die Länge eines Intervalls vom Schweregrad der Störung, vom bearbeiteten phonologischen Prozess und den individuellen Fähigkeiten des Kindes abhängt. Im Allgemeinen wird pro Intervall ein phonologischer Prozess mindestens zu 80% aufgearbeitet. Die anschließende Therapiepause gibt den Kindern die Möglichkeit, den in der Therapie erreichten Stand endgültig zu festigen und beugt einer möglichen Therapieermüdung vor.

Vor dem eigentlichen Behandlungsbeginn steht die Prozessauswahl. Kriterien, mit welchem Prozess die Therapie beginnen soll, sind:

- Welcher Prozess schränkt die Verständlichkeit des Kindes am meisten ein?
- Pathologische Prozesse werden vor physiologischen Prozessen behandelt.

Physiologische phonologische Prozesse	*Pathologische phonologische Prozesse*
Es handelt sich um Prozesse, die lautsprachentwicklungsbedingt auftreten können, aber nicht auftreten müssen. Persistieren sie mehr als 6 Monate über den dafür vorgesehenen Zeitraum hinaus, besteht Behandlungsbedarf. Die häufigsten Prozesse sind: Ersetzungsprozesse: ▪ Vorverlagerung ▪ Kontaktassimilation	Es sind Prozesse, die normalerweise während der Lautsprachentwicklung nicht auftreten. Die häufigsten Prozesse sind: Ersetzungsprozesse: ▪ Rückverlagerung ▪ Plosivierung außerhalb des physiologischen Musters ▪ Allophonischer Gebrauch von Lautklassen ▪ Bevorzugter Laut
Silbenstrukturprozesse: ▪ Reduktion von Konsonantenverbindungen Sie sind Teil einer Sprachentwicklungsverzögerung.	Silbenstrukturprozesse: ▪ Tilgung silbeninitialer Konsonanten Sie sind Teil einer Sprachentwicklungsstörung.

vgl. dazu die Tabellen in den Kapiteln zur Lautsprachentwicklung und zu den phonologischen Prozessen, S. 42

Behandlungsschwerpunkte:

- Arbeit mit allen betroffenen Phonemen
- Das Erkennen von Phonemkontrasten und Identifikation mit Lautsymbolbildern
- Weitgehende Arbeit auf sinnfreier Ebene, um an der Semantik orientierte Kompensationsstrategien nicht zuzulassen
- Eine Veränderung der fehlerhaften motorischen Programme ist in der Behandlung erst dann wünschenswert, wenn die Kinder auf der rezeptiven Ebene völlig sicher sind, aber von sich aus den Schritt zur Eigenkontrolle oder zum produktiven Ausprobieren nicht gehen

Die Sinnhaftigkeit lenkt nicht nur von der phonologisch ausgerichteten Beobachtung ab, sondern führt auch dazu, dass Kinder lernen, bei welchem Wort welcher Laut auf welche Weise artikulatorisch realisiert wird. Eine Lernstrategie, die derart am Einzelwort orientiert ist, löst das Problem über das motorische Programm und führt nicht notwendigerweise zur Ableitung von phonologischen Regeln – und somit auch nicht zum Erfolg

Der Behandlungsaufbau

Vorübung:
- Trennung von Semantik und Phonologie (über Fremdhören)
- Vorbereitung auf die differenzierteren Leistungen in Phase I
- Einstimmung auf die Therapiesituation

↓

Phase I:
- Verbesserung des phonologischen Erkennens (rezeptiv)

Phase II:
- Ausprobieren der gelernten Kontraste (expressiv)
- Sie beginnt parallel zum letzten Schritt von Phase I
- Die produktiven Leistungen bleiben sinnfrei

↓

Phase III:
- Eigenkontrolle (Eigenhören, Antizipation)
- Die produktiven Leistungen haben Sinnbezug

Phase III kann entfallen, wenn die Kinder in Phase II bereits begonnen haben, ihre motorischen Programme im Lexikon zu verändern und dies in der Spontansprache deutlich wird

4.3.1 Die Behandlung von Ersetzungs- und Silbenstrukturprozessen

- Vorübung

Ziel

Das Kind soll gegenüber phonologischen Inhalten von Wörtern aufmerksamer werden und damit beginnen, sich ohne (Kommunikations-)Druck mit der eigenen Störung auseinanderzusetzen. Es soll sich des Unterschieds abweichender Sprechweise im Verhältnis zur Erwachsenensprache bewusst werden. Phonologie und Semantik müssen dazu voneinander abgekoppelt werden: Es ist nicht nur wichtig, *dass* man etwas bezeichnet, sondern es ist auch wichtig, *„wie man es sagt“*.

Durchführung

Gearbeitet wird ausschließlich auf rezeptiver Ebene. Der Therapeut bietet jeweils zwei Aussprachevarianten eines Wortes an, von

der die eine die Erwachsenensprache repräsentiert und die andere die Sprechweise des Kindes spiegelt. Das Kind soll vergleichen und entscheiden, welche Variante sich richtig anhört.
Spielerisch kann das z.B. so umgesetzt werden, dass der Therapeut zwei Handpuppen bedient, die vom Kind mit Spielzeuglebensmitteln gefüttert werden sollen. Der Therapeut lässt die Handpuppen nacheinander das Wort für ein bestimmtes Lebensmittel sprechen und bietet so die beiden Aussprachevarianten an. Das Kind soll den Unterschied hören und dann derjenigen Handpuppe zu essen geben, die das Wort korrekt ausgesprochen hat bzw. bei der sich das Wort „richtig anhört".
Wichtig bei der Durchführung ist, dass der Therapeut das Kind immer wieder zum genauen Hören auffordert und das auditive Angebot ggf. wiederholt. Die beiden Handpuppen müssen so gewählt sein, dass kein Sympathiegefälle unter ihnen besteht, denn die Kinder sollen nicht emotional, sondern auditiv entscheiden. Hört ein Kind den Unterschied nicht, muss die phonologische Veränderung des als falsch zu erkennenden Wortes umfangreicher gestaltet werden. Dazu können dann auch solche phonologischen Prozesse eingebaut werden, die das Kind selbst nicht zeigt.
Ziel bleibt aber eine möglichst große Annäherung an das Störungsbild des Kindes. Die Vorübung kann bis zu drei Behandlungseinheiten lang am Anfang einer Therapiestunde stehen. Sie bewegt sich in einem zeitlichen Rahmen von 5-10 Minuten. Es gibt auch immer wieder Kinder, die zu einem späteren Zeitpunkt noch einmal auf diese Übung zurückgreifen und sie dann auch im Rollentausch anbieten.

Spielvarianten:

- Nur eine Handpuppe spricht und wird ausschließlich bei korrekter Aussprache gefüttert
- Sortierspiele (z.B. Einkaufskorb und Mülleimer)

■ Phase I

Ziel

Die Ebenen der Lautsprachverarbeitung, die hier erreicht werden sollen, sind die phonologische Erkennung und die phonologische Repräsentation. Die Kinder sollen die Lautkontraste der am phonologischen Prozess beteiligten Laute erkennen und durch die Zuordnung zu Lautsymbolkarten nach außen hin transparent machen.

Lautproduktion von Kindern wird zugelassen, aber nicht bewertet

Durchführung

In Phase I wird ausschließlich rezeptiv gearbeitet. Dazu werden zunächst Lautsymbolkarten eingeführt:

Laut	*Ikonografischer Repräsentant*	*Laut*	*Ikonografischer Repräsentant*
/m/	Brummender Bär, „lecker"	/l/	Zunge leckt Eis am Stiel, Klingel, Telefon
/n/	Auto, Motorboot	/s/	Zischende Schlange, Luft entweicht aus Ball
/p/	Platzender Luftballon, schnippische Geste	/z/	Summende Biene (mit spitzem Stachel)
/b/	Blubbernder Fisch, Traktor	/ç/	Hexenlachen, Katze faucht
/f/	Wind-Wolke, Kerze	/ʃ/	Meeresrauschen, Dusche, Dampflok
/v/	Flugzeug, Staubsauger	/θ/	Schlange ohne Giftzähne
/t/	Regentropfen	/ð/	Dicke Fliege (Biene mit stumpfem Stachel)
/d/	Tropfender Wasserhahn, Motorrad	/ts/	Tropfen fällt auf heiße Herdplatte
/k/	Specht, Hackklotz	/pf/	Sprühdose, Sprudelflasche (beim Öffnen)
/g/	Flasche (die ausgegossen wird)	/ɑ/	Arzt schaut in den Mund
/x/	Fauchender Tiger	/o/	Staunen
/ʁ/	Weckerklingeln	/e/	Anrempeln, meckernde Ziege
/h/	Spiegel anhauchendes Kind, kalte Scheibe	/i/	Ekel, dampfender Misthaufen (Gestank), Spinne
/j/	Föhn	/u/	Indianer, Eule (Uhu), Gespenst

Vgl. dazu die Lautsymbole aus Fox (2003).
Download unter: http://www.schulz-kirchner.de/logopaedie/downloadsl.htm

Die Lautsymbole können geräuschhaft oder auch situativ assoziiert gewählt werden. Der Therapeut kann sie auch gemeinsam mit dem Kind entwickeln und dann festlegen. Wie viele Symbole pro Stunde eingeführt werden, hängt nicht nur vom Störungsbild, sondern auch von der Auffassungsgabe des Kindes ab. Möglich sind anfangs max. 3 Items pro Stunde, später, mit zunehmender Gesamtzahl, aber eher weniger.

Die Lautauswahl wird für die häufigsten Störungsbilder folgendermaßen vorgenommen:
Ersetzungsprozesse:

- Vor-, Rückverlagerung: alle ersetzten und ersetzenden Laute dieses Prozesses (z.B.: /k/, /g/, /t/, /d/ oder: /s/, /z/, /ʃ/ und /ç/)
- Glottale Ersetzung: /ʁ/ und /h/
- Plosivierung: Plosivlaute werden in Phase II nicht verwendet, es wird dann nur mit Frikativen gearbeitet

Affrizierung / Deaffrizierung:

- /pf/ und /ts/ werden jeweils als 1 Laut gewertet. Gearbeitet wird mit den Lauten /f/, /pf/, /s/ und /ts/

Allophonischer Gebrauch von Lautklassen:

- z.B.: /s/, /z/, /ʃ/, /ç/, /f/, /v/ als ersetzte Laute und /θ/ als ersetzender Laut
- Bevorzugter Laut: alle ersetzten Laute

Silbenstrukturprozesse:

- Tilgung silbeninitialer Konsonanten (TIK): Theoretisch müssten alle Laute verwendet werden. Sinnvoll ist es daher, mit den Frikativen zu beginnen, da sie in der Muttersprache am häufigsten vorkommen und die Verständlichkeit der Kinder sich so schneller verbessert. Darüber hinaus sind sie im Vergleich zu Plosiven länger anhaltende Klangereignisse und damit auditiv besser zu erfassen und können u.U. vom Therapeuten zur Unterstützung besser prolongiert und überartikuliert werden. Das reicht u.U. schon, um den Aufarbeitungsprozess erfolgreich in Gang zu setzen.
- Tilgung von silbenfinalen Konsonanten: Lautauswahl wie bei TIK

Die Kontaktassimilation und die Reduktion von Konsonantenverbindungen nehmen eine Sonderstellung ein (s. dazu 4.3.2 und 4.3.3) und sind deshalb hier nicht aufgeführt

Parallel zur Einführung der Lautsymbolkarten beginnt die eigentliche rezeptive Arbeit:

Ersetzungsprozess	*Silbenstrukturprozess*
Die Kinder hören einen Laut, sollen ihn erkennen und die entsprechende Lautsymbolkarte zeigen. Das auditive Angebot erfolgt, wenn möglich, mit verdecktem Mundbild. Die am Prozess beteiligten Laute werden in einem nach dem Schwierigkeitsgrad hierarchisch gegliederten Kontext angeboten:	Die Kinder sollen Laute auch an der betroffenen Silbenposition auditiv differenzieren können. Die auditiven Angebote bzgl. Laute und Silben in hierarchischer Abfolge:
1. Isoliert: Mögliche Anleitung: „Du hörst jetzt gleich einen Laut (...-geräusch) und ich möchte, dass du mir dazu das passende Bild heraussuchst (zeigst)". Dann Beispiel geben. Bei Alveolarisierung und Velarisierung wird die Differenzierung anterior – posterior ähnlich wie bei Metaphon konzeptionell vorangestellt: ▪ Intraorale Stereognosie: Mit Eisstäbchen oder Spatel Vorder- und Hinterzunge antippen und dann auf einem Zungenbild zuordnen lassen. ▪ Visualisierung der distinktiven Merkmale durch Mundquerschnittsbilder, Zungenbilder oder Übertragen auf die Handfläche oder den Mundboden.	1. Isoliert: Dieser Schritt ist mit der Vorgehensweise bei Ersetzungsprozessen identisch. Häufig ist es sinnvoll, mit Frikativen zu beginnen. (s.o.)
2. Im Silbenkontext (KV, VK, VKV): Mögliche Anleitung: Ein Laut „ist versteckt". Hier gibt es keine hierarchische Gliederung nach An-, Aus- und Inlautposition. Von Anfang an werden die Laute in allen Positionen angeboten, wobei der Vokal aber zunächst konstant bleibt und erst später variiert wird.	2. Silbenebene: Die Laute werden nur in der vom Prozess betroffenen Silbenposition angeboten (TIK: Silbenkopf, TFK: Silbencoda), dort auch in Konsonantenverbindungen. Anleitung: „Was hörst du gleich am Anfang von der Silbe (dem Zauberwort, ...)?"

3. Neologismen:
Die Laute werden in allen Positionen angeboten. Die Neologismen müssen legal sein, d.h., sie müssen den phonotaktischen Regeln der Muttersprache gehorchen.
Anfangs darf nur einer der Ziellaute vorkommen.
Der Schwierigkeitsgrad der Silbenstruktur wird schrittweise erhöht.
   - Vorwiegend geschlossene Silben: KVK.
   - + Konsonantenverbindungen: (K)KKV, (K)KKVK.
   - Zweisilber: KVKV, KVKVK, (K) KKVKVK.

   Anleitung: „Ich verstecke dir einen Laut (ein ...-geräusch) in einem Quatsch-, Unsinn- oder Zauberwort. Du sollst den Laut heraushören und das dazugehörende Bild zeigen."

3. Legale Neologismen:
Die Laute werden auch hier nur in der vom phonologischen Prozess betroffenen Silbenposition im Wort angeboten. Die Laute können dabei in Konsonantenverbindungen eingebunden sein.
In dem angebotenen Unsinnwort sollte aber nur einer der eingeführten Laute enthalten sein.
Die Komplexität der Wörter lässt sich ähnlich wie bei den Ersetzungsprozessen steigern.
Anleitung: „Welchen Laut / welches Geräusch hörst du am Anfang (Ende) von dem Wort?"

Spätestens jetzt, begleitend zur Arbeit mit Neologismen und dann auch Realwörtern, werden diese in Silben segmentiert, z.B. durch Silbenklatschen. Die Anzahl der geklatschten Silben lässt sich dann mithilfe von Silbenschiffchen, die auf den Tisch gelegt werden, visualisieren. Die Kinder sollen ihre Lautsymbolkarte auf das Silbenschiff legen, bei dem sie den Ziellaut gehört haben. Zuletzt kann entschieden werden: Wo im Schiffchen fährt der Laut mit, im Bug oder im Heck?

4. Realwörter:
Da die Semantik ablenkt, ist es sinnvoll, auch hier mit silbenstrukturell einfach aufgebauten Wörtern zu beginnen (vgl. oben).
Anleitung wie oben.

Die Übungen lassen sich, je nach Interesse und Motivationslage des Kindes, an beliebige Funktions- und Regelspiele koppeln, oder – für auditiv nur wenig aufmerksame Kinder – reizarm auch ohne ablenkendes Spiel durchführen.

4. Realwörter:
Gleiches Vorgehen wie oben.

■ Phase II

Ziel

Die differenzierte und korrekte phonologische Erkennung und Repräsentation der bearbeiteten Phoneme soll jetzt an die entsprechenden motorischen Muster gekoppelt und gespeichert werden.

Durchführung

Im Vordergrund steht die produktive Arbeit auf sinnfreier Ebene. Sie wird als Angebot vermittelt, die Kinder dürfen „ausprobieren“. Produktiv sehr zurückhaltende Kinder können auch länger auf der auditiven Ebene bleiben. Auditive und produktive Übungen können sich abwechseln.

Ersetzungsprozess	*Silbenstrukturprozess*
▪ Lautebene: Das Phoninventar von Kindern mit phonologischen Störungen ist häufig komplett. Einzellaute können also meist problemlos produziert werden. Deshalb ist die Arbeit mit Einzellauten ein guter Motivator, möglicherweise expressiv zurückhaltendes Verhalten aufzulockern. Gearbeitet wird mit allen am Prozess beteiligten Lauten. Fehlende Laute werden zunächst nicht angebahnt, sondern moduliert, d.h., sie werden nicht im Kontext von Nachsprechleistungen abverlangt, sondern mit einem starken situativen Bezug spielbegleitend als Geräusch angeboten. Produktionen, die vom Ziellaut abweichen, können korrektiv zurückgemeldet und dabei gedehnt werden. Bahnt sich der Laut nicht von selbst, muss er angebahnt werden (s. Lautanbahnung).	▪ Lautebene: Meist ist das Phoninventar komplett. Laute, die fehlen, sind für die Aufarbeitung des Prozesses zunächst nicht von Bedeutung und müssen keine Beachtung finden. Es wird nur mit den Lauten gearbeitet, die isoliert gebildet werden können. Die Arbeit auf Lautebene dient dem Heranführen an Produktionsleistungen und kann gegebenenfalls ganz entfallen.
▪ Silbenebene: Voraussetzung ist, dass die Arbeit auf Lautebene erfolgreich abgeschlossen ist. Der Ziellaut wird auf allen Silbenpositionen produziert. Eine hierarchische Abfolge ist hier nicht vorgesehen. Auch Konsonantenverbindungen können mit einbezogen werden. Phonemzeichen oder das Mundbild des Ziellautes sollten, die Modulation unterstützend, möglichst gar nicht oder nur kurz eingesetzt werden, um die Kompensation von Hörverarbeitungsleistungen über den visuellen Kanal zu vermeiden.	▪ Silbenebene: Gearbeitet wird nur an der vom Prozess betroffenen Silbenposition. Auf sie beziehen sich nicht nur die auditiven, sondern auch die produktiven Angebote. Die Spielideen aus dem Hörbereich können aufgenommen und entsprechend umgewandelt werden. Silben lassen sich modulieren, indem der Therapeut den Laut der Zielposition gedehnt anbietet.

■ Phase III

Ziel

Die Kinder sollen lernen, unter dem Einfluss semantischer Informationen die alten automatisierten Routen so lange nicht zu benutzen, bis sich die neue Automatisierung einstellt. Sie sollen deshalb bei der Aktivierung sinnbezogener Wörter bewusst auf die neue, in „überarbeiteter“ Form bereitgestellte phonologische Repräsentation (neue phonologische Speicherung) zurückgreifen, um diese erfolgreich an das neue motorische Programm zu koppeln.

Durchführung

Expressive und rezeptive Ebene (Eigenhören!) werden gleichzeitig bearbeitet. Kernstück ist die Antizipation sinnbezogener Wortformen.

Ersetzungsprozess	*Silbenstrukturprozess*
Auf dem Tisch liegen die Bild- und Symbolkarten aller am phonologischen Prozess beteiligten Laute. Das Kind soll sich die Bildkarte anschauen, das Benennwort zunächst nur „im Kopf sagen“ und die entsprechende Lautsymbolkarte zuordnen. Erst dann wird das Wort mit dem zugeordneten Ziellaut laut gesprochen und die Produktion überprüft. Ist die Eigenhörleistung unsicher, kann der Therapeut die Produktion des Kindes spiegeln und so über das Fremdhören eine eventuell vorzunehmende Korrektur ermöglichen. Die geistige Vorwegnahme (Antizipation) soll verhindern, dass die Kinder über mundmotorisch-artikulatorische Informationen die phonologische Programmierung und Speicherung kompensieren oder aus alten, fehlerhaften motorischen Programmen Informationen ableiten. Spiele mit Karten/Bildmaterial: Memory®, Lottino, Domino, Situationsbilder, Na Logo, Kegeln, Abwerfen, etc. ... Spiele oder Übungen zum weiteren Transfer auf Satz- oder Spontansprachebene können meist entfallen, da die Kinder schon vorher mit der Generalisierung (Übertragen in die Spontansprache) beginnen.	Alle Lautsymbolkarten des phonologischen Prozesses kommen beim Spiel mit Bildkarten zum Einsatz. Der an der störungsspezifischen Silbenposition (z.B. Anlaut) vorkommende Laut soll dem Benennwort antizipierend zugeordnet werden. Danach wird das Wort laut gesprochen. Der Therapeut kann die Produktion des Kindes spiegeln und so die Überprüfung der Produktion erleichtern, wenn die auditive Eigenwahrnehmung noch nicht ausreicht. Auf diesem Wege ist es auch möglich, das Kind zum weiteren Ausprobieren zu bewegen („Was meinst du, … hört sich für meine Ohren noch komisch an; vielleicht probierst du noch was anderes“). Da bei der Produktion von Mehrsilbern meist auch Segmentierungsübungen parallel angeboten werden müssen, ist es anfangs – zur Vereinfachung – ratsam, Einsilber zu verwenden. Die Segmentierungsleistungen (Wort in Silben, Zuweisung von Silbenpositionen) können mit Silbenschiffchen unterstützt bzw. veranschaulicht werden. Ein Silbenschiffchen (Silbenbogen) symbolisiert mit Bug, Mast (obligatorisch) und Heck die Positionen Onset, Nucleus, Coda innerhalb einer Silbe.

Bei Problemen:
Besteht Unsicherheit über die Zuordnung des Ziellautes zu einer bestimmten Silbenposition im Wort, haben sich Segmentierungsübungen bewährt: Die Kinder sollen „im Kopf" das Benennwort in Silben segmentieren und festlegen, wie viele Silbenschiffchen auf den Tisch kommen. Dann wird die Lautsymbolkarte auf das entsprechende Schiffchen (dort: Bug oder Heck) gelegt.
Bestehen bei der Segmentierung eines Wortes in Silben Schwierigkeiten, muss das Wort in einer Vorübung gemeinsam laut gesprochen und geklatscht werden.
Bei der Zuordnung des Ziellautes zur Silbenposition hilft gemeinsames lautes „Lesen" des Wortes, wobei der Finger synchron zum Sprechakt an den Silbenschiffchen entlang fährt. Auch dies ist als Vorübung zu verstehen, um das Prinzip klar zu machen.
Ziel bleibt in jedem Fall auch hier die Antizipation.

Sinnvolle Angebote bei Anlautprozessen:
- Reimwörter finden, denn die ergeben sich oft aus dem Austausch des wortanlautenden Phonems (vgl. Minimalpaarbildung, z.B.: [ho:zə], [do:zə], [ʁo:zə])
- Sortierspiel: Bildkarten der Wörter, die mit einem bestimmten Phonem beginnen, werden jeweils zusammengelegt

4.3.2 Die Behandlung der Kontaktassimilation

Sie nimmt eine Sonderstellung ein, da sich hier sowohl ein Silbenstrukturprozess mit der Differenzierungsschwäche Einfachkonsonanz – Mehrfachkonsonanz als auch ein Ersetzungsprozess unter dem Aspekt der Differenzierungsschwäche alveolar – velar miteinander verschränken können.
Die Therapie ist in 6 Schritte gegliedert und besteht ebenfalls aus einer rezeptiven Phase (Schritt 1-4), einer expressiven Phase (Schritt 5) und einer rezeptiv-produktiven Phase (Schritt 6):

Der häufig in der phonetisch-orientierten Therapie praktizierte Einschub des Schwalautes zum besseren Koartikulationsablauf (z.B.: [kʁɛ-pə] → [tə-ʁ-pə]) hat durch die darin enthaltene Veränderung der Silbenstruktur das eigentliche Problem der Kinder häufig nicht nur nicht berücksichtigt, sondern bisweilen sogar potenziert

Perzeption (Phase I):
- Schritte 1 und 2

Sie entsprechen in Durchführung und Zielsetzung der Behandlung bei „Reduktion von Konsonantenverbindungen" (s.u.). Auch bei der Behandlung von Kontaktassimilationen werden die verwendeten Laute bewusst auf eine Menge ausgedehnt, die über die unmittelbar betroffen Laute /t/, /d/, /k/, /g/ und /ʁ/ hinausreicht. Entsprechende Lautsymbolkarten werden eingeführt.
Fokussiert wird auf den Kopf der wortanlautenden Silbe. Zuerst sollen dort einzelne Laute erkannt und zugeordnet werden, dann Einfach- von Mehrfachkonsonanz unterschieden werden.

Die Ziel-Konsonantenverbindungen werden noch nicht verwendet! (Kommen erst in Schritt 4). Hier geht es nur um das Verdeutlichen von Prinzipien („Wörter haben einen ersten Laut" und „Manche Wörter haben zwei erste Laute") und um das Einfühlen in die kommenden auditiven Aufgaben.

■ Schritt 3:

Der Lautkontrast alveolar – velar soll auditiv erfasst werden. Der Behandlungsschritt entspricht deshalb der Behandlung von Vorverlagerungen/Rückverlagerungen (s.o.).

Gearbeitet wird mit den Lauten /t/, /d/, /k/, /g/.

Diese Laute werden vom Kind auditiv diskriminiert und den Lautsymbolkarten zugeordnet.

Dabei die Steigerung beachten:

- isoliert
- auf Silbenebene
- auf der Ebene legaler Neologismen
- auf der Ebene realer Wörter

■ Schritt 4:

Die Ziel-Konsonantenverbindungen (/kʁ/, /gʁ/, /tʁ/, /dʁ/) sollen an wortanlautender Position auditiv diskriminiert und den Lautsymbolkarten zugeordnet werden.

Produktion (Phase II):

■ Schritt 5:

Produktion aller vier Ziel-Konsonantenverbindungen (ohne Schwalaut) auf

- Silbenebene
- Wortebene (sinnfrei)

Antizipation und auditive Eigenkontrolle (Phase III):

Entspricht Phase III der Behandlung von Silbenstruktur- und Ersetzungsprozessen (s.o.)

■ Schritt 6:

Benennübungen mit Bildkarten oder Gegenständen. Die Kinder sollen das Benennwort „im Kopf" sagen, anhand der Lautsymbolkarten die passende Ziel-Konsonantenverbindung auswählen und dann das Wort laut aussprechen.

Kontaktassimilationen dürfen als Störungsbild nicht unterbewertet werden. Sie können Ausdruck einer umfassenderen Störung der phonologischen Bewusstheit sein und ein entsprechendes LRS-Risiko mit sich bringen. Ist die Kontaktassimilation Teil eines umfangreicheren phonologischen Störungskomplexes mit Vor- oder Rückverlagerungen, sollten diese zuerst behandelt werden. Das oben dargestellte Therapieverfahren verkürzt sich dann um die Behandlungsschritte, die diese Störungen betreffen, oder sie werden zur Erinnerung nur noch einmal ganz kurz Gegenstand der Behandlung.

4.3.3 Die Behandlung bei Reduktion von Konsonantenverbindungen

Die Behandlung dieses phonologischen Prozesses steht bei umfangreicheren Störungen mit Ersetzungsprozessen und anderen Silbenstrukturprozessen an hinterer Stelle.

Rezeptive Arbeit (Phase I):

- Schritt 1:

Differenzierung von Lauten in wortanlautender Position.
Zum Einsatz kommen alle Laute, die an der Bildung von Mehrfachkonsonanz beteiligt sind. Diese Laute dürfen keinem weiteren phonologischen Prozess unterworfen sein. Der auditiven Diskrimination entsprechend werden Lautsymbolkarten zugeordnet. Aufgrund des deutlicheren Höreindruckes ist es sinnvoll, mit Frikativen zu beginnen. Das gilt gerade auch für Kinder, die noch keine Erfahrung im Umgang mit den Übungen haben. Sie sollen erkennen, dass Wörter (Silben) einen ersten Laut haben.

- Schritt 2:

Differenzierung Einfachkonsonanz – Mehrfachkonsonanz im Anlaut auf Wortebene.
Die Kinder sollen erkennen, dass Wörter (Silben) einen, manchmal aber auch zwei Anlaute haben können. Es werden Wörter zum Hören vorgegeben. Die Kinder sollen zunächst entscheiden, ob sie am Anfang eines Wortes einen oder zwei Laute gehört haben, und dann die entsprechenden Lautsymbolkarten zuordnen. Zuerst werden Konsonantenverbindungen verwendet, die das Kind selbst verwendet, erst danach werden auch die Ziel-Konsonantenverbindungen einbezogen.

Die angebotenen KV sollten zuerst aus zwei fließenden Elementen bestehen;
später: fließend – plosiv
dann: plosiv – fließend

Produktion (Phase II):
Produktion von Konsonantenverbindungen, die das Kind schon verwendet, danach der Ziel-Konsonantenverbindungen, auf der Ebene von Silben und legalen Neologismen.

Antizipation und auditive Eigenkontrolle (Phase III):
Produktion der Ziel-Konsonantenverbindung auf Wortebene, jetzt mit Sinnbezug.

Durchführung wie oben beschrieben. Vgl. S. 160

4.3.4 Die Therapie inkonsequenter phonologischer Störungen

Dyspraxien äußern sich in deutlichen Unsicherheiten der motorischen Ausführung von Artikulationsbewegungen und in der Unklarheit der Atemführung, z.B., ob die Lautbildung inspiratorisch oder exspiratorisch funktioniert. Die Störung liegt hier auf einer ganz anderen Ebene; vgl. Sprechverarbeitungsmodell

Inkonsequente phonologische Störungen (oft als Dyspraxien fehlgedeutet) gehören zu den schwersten Störungen innerhalb des Kindersprachbereichs. Die Therapieansätze sind immer noch unbefriedigend und führen nur schleppend (hohe Therapiestundenzahl) zum Erfolg. Ziel ist dennoch, die Kinder zu konsequenten Äußerungen zu bringen, was nicht bedeutet, dass die Aussprache dann unauffällig ist. In den uns bekannten Fällen blieben nach der störungsspezifischen Intervention konsequente phonologische Störungen bestehen, die dann in der oben beschriebenen Weise weiterbehandelt werden konnten. Begleitend waren dabei aber Kern-Vokabular-Übungen über einen langen Zeitraum wichtig. Der Einsatz von Schriftsprache brachte ebenfalls nur wenig Veränderung.
Zur Verlaufsdiagnostik sollte jeweils nach 10 Behandlungseinheiten ein 25-Wörter-Test durchgeführt werden.

Für das Englische wurde von Dodd (1995) die sog. „*Core-Vocabulary-Therapy* (= Kern-Vokabular-Therapie)“ entwickelt:
In Zusammenarbeit mit den Patienteneltern wird eine Liste mit ca. 10 alltagsbezogenen Wörtern zusammengestellt. Diese Wörter werden dann von dem Therapeuten und auch den Eltern mit dem Kind z.B. durch Nachsprechen solange eingeübt, bis die Produktion dieser Begriffe, dem bestehenden Lautinventar entsprechend, konstant ist. Erwünscht ist eine Ausweitung konstanter Produktionen auf andere, nicht in der Liste enthaltene Begriffe. Beginnt das Kind nicht mit dem Transfer auf andere Begriffe, wird eine weitere Liste von 10 Wörtern angefertigt und das Prozedere wie oben fortgesetzt. Die Therapieerfolge sind im Englischen nachweisbar, stoßen im Deutschen wegen der anderen Sprachstruktur (z.T. kompliziertere Silbenstruktur, größere Wortlängen) und der sich daraus ergebenden Probleme für das motorische Arbeitsgedächtnis aber deutlich schneller an Grenzen.
Der Therapieansatz wurde von Fox (2003) für den deutschsprachigen Raum deshalb entsprechend weiterentwickelt und bzgl. analytischer und synthetischer Leistungen der Sprachverarbeitung systematisiert. Dabei gelten für den therapeutischen Prozess folgende Prinzipien:

- Die Kinder dürfen nur während der Übungen korrigiert und zu Wiederholungsversuchen aufgefordert werden, nicht aber in der Spontansprache.
- Überforderung und Rückzug sind zu vermeiden, denn auch die positive emotionale Befindlichkeit spielt bei Gedächtnisleistungen und beim Lernen eine wichtige Rolle.

- Distorsionen wie Sigmatismen, Schetismen, Interdentalität von alveolar-apikalen Lauten und Bilabialität /f/ werden toleriert.
- Bei kleineren Kindern muss berücksichtigt werden, dass das Lautinventar u.U. noch nicht komplett ist. Gearbeitet wird dann zunächst nur mit den vorhandenen Lauten.
- Die Behandlung wird in Intervallen von jeweils 20 Therapien mit 2-3 Monaten Pause durchgeführt.
- Rezeptive und produktive Arbeitsschritte wechseln sich ab und sind unmittelbar aufeinander bezogen.
- Der Behandlungsaufbau orientiert sich an dem Fortgang der sprachentwicklungsbedingten Segmentierungsleistungen.
  Phase I: silbische und subsilbische Analyse- und Synthesefähigkeit
  Phase II: das Wort als Kette einzelner Laute

Behandlungsaufbau:

Phase I:
Vorbereitung:
10-15 Lautsymbole (für Konsonanten und Vokale) werden erarbeitet, die die Grundlage für weitere Arbeitsschritte bilden.
(Zur Arbeit mit Silben können zur Unterstützung Silbenschiffchen hergestellt werden. Die Funktion wird geklärt: Der Therapeut spricht jeweils ein Wort, das von ihm und dem Kind synchron mitgeklatscht wird. Die entsprechende Anzahl an Schiffchen wird aneinandergelegt.)

Rezeptive Ebene	*Produktive Ebene*
Die vom Therapeuten gesprochenen Laute werden vom Kind den Lautsymbolen zugeordnet. Die vom Therapeuten gesprochenen Silben werden vom Kind den Lautsymbolen zugeordnet (und entsprechend auf den Schiffchen verteilt).	Das Kind imitiert einzelne Laute unmittelbar nach ihrer Produktion durch den Therapeuten. Das Kind imitiert jeweils eine Silbe. Die hierarchische Gliederung der abverlangten Nachsprechleistungen (gilt auch für den rezeptiven Bereich): KV, VK, VKV, KVKV mit konstantem Vokal, KVKV mit alternierendem Vokal, KVK, KV-KVK, Dreisilber.

Phase II:

Rezeptive Ebene	*Produktive Ebene*
Das Thema ist „die Serialität von Lauten“: 2 - x vom Therapeuten mit zeitlicher Verzögerung gesprochene Laute sollen identifiziert, d.h. den entsprechenden Lautsymbolkarten zugeordnet werden. Die vom Therapeuten vorgegebene Reihenfolge muss sich dabei in der Zuordnungsleistung widerspiegeln. „Lautschlangen bauen“.	Vorbereitung: Zur Serialität können zunächst „Lautschlangen“ (Wörter) schnell gelesen werden. Pro Therapiestunde wird ein Wort behandelt: Ein einzelnes Wort wird vorbereitet, Lautsymbolkarten und Silbenschiffchen werden ohne das Wort zu sprechen ausgewählt und seine Produktion zum Thema der Therapiestunde erhoben. Das Kind sollte zum Inhalt des ausgewählten Wortes einen emotionalen Bezug haben. Es hat sich bewährt, die Spielsequenzen so zu gestalten, dass sich Lernphasen und die Neutralisierung des gespeicherten Wortes immer wieder abwechseln (Therapeut versucht das Wort durch thematische Ablenkung vergessen zu machen). Dies hilft die „Habitualisierungssenke“ (Leistungsknick) zu umgehen, die den Kindern viel Frustration bereitet. Selbst wenn das Wort mehrfach wieder neu aufgebaut werden muss, ist der Lerneffekt dadurch direkter und für die Kinder weniger frustrierend. Außerdem wäre es unnatürlich, in Kommunikationssituationen das gleiche Wort so oft hintereinander zu sprechen. Das Wort sollte zu Hause wiederholt und im Alltag situativ verankert werden. Es kann auch noch zu Beginn einer zweiten Therapiestunde Thema sein.

Inkonsequenz-Therapie – Zusammenfassung:

Stärken

- Therapeutisches Arbeiten ist möglich, ohne sprachproduktiv oder situativ Druck auf die Kinder ausüben zu müssen.
- Die Kinder werden auf sanfte Weise mit ihrer eigenen Störung konfrontiert; der Veränderungswunsch kann mit dem therapeutischen Prozess reifen. Kernstücke sind die Arbeit auf sinnfreier Ebene im auditiven Bereich und die Antizipation im produktiven Bereich.
- Flexible, ursachenorientierte Ansätze bzgl. der verschiedenen phonologischen Störungen ermöglichen schnelles und zielorientiertes Arbeiten.
- Es besteht Flexibilität in der Therapiegestaltung, die produktiven Phasen können sich z.B. erübrigen.
- In der Praxis konnten gerade bei den schweren Störungen schnell Erfolge erzielt werden.
- Modifiziert ist die Therapieform auch bei Kindern mit geistigen Behinderungen einsetzbar.

Probleme

- Die Umsetzung ist für Therapieanfänger z.T. schwierig, weil viele therapeutische Entscheidungen offen bleiben und entsprechende Erfahrung erfordern.
- Die Anzahl der Lautrepräsentanten muss für manche Kinder deutlich begrenzt werden.
- Feinfühlige Elternarbeit ist erforderlich, damit Eltern ihren Kindern Raum zum Hören geben und nicht zu früh produktive Leistungen abverlangen.
- Therapiepausen sind wichtig, werden aber z.T. vom Umfeld des Kindes nicht toleriert. Aufklärungsarbeit ist erforderlich.

4.4 Fallbeispiele

Fallbeispiel 1:
Behandlung einer Glott Er /ʁ/ durch /h/ in Anlehnung an die Minimalpaar-Therapie

- *Leoni*

Leoni, ein Kind mit einer operativ erfolgreich versorgten LKGS, kam im Alter von 3;0 Jahren in die logopädische Praxis. Sie kommunizierte ausschließlich über Vokalisationen, Mimik und Gestik. Ihr Sprachverständnis war altersentsprechend. Nach zwei Jahren Intervalltherapie hatte sie einen nahezu physiologischen Sprachstand erreicht, war aber phonologisch noch auffällig: konstante glottale Ersetzung /ʁ/ durch /h/, inkonstante Vorverlagerung von Plosiven und Reduktion von dreikomponentigen Konsonantenverbindungen.

Da die Lautsprachentwicklung nicht stagnierte, die Vorverlagerung nach einer Therapiepause von der Patientin fast komplett aufgearbeitet und die RKV gemessen an Leonis Sprachentwicklungsalter noch physiologisch war, fiel die Wahl des zu therapierenden Prozesses auf die Glottale Ersetzung.

Nach dem ersten Therapieschritt (= der Prozessauswahl) wurde ein passendes Minimalpaar ausgesucht: „Rose – Hose". Die beiden Gegenstände wurden zwecks besserer Identifikation von dem Therapeuten und Kind gemeinsam gezeichnet. Die an das Minimalpaar gekoppelten Handlungen bestanden darin, entweder der Puppe eine Hose anzuziehen oder sie an einer Spielzeugrose riechen zu lassen. Als Reaktion auf die auditive Vorgabe durch den Therapeuten wurde jeweils die richtige Handlung ausgeführt. Zur Vertiefung wurde ein zweites Minimalpaar entsprechend bearbeitet: „Reis – heiß". Die Handlungsvorgaben waren für „Reis": Reis auf den Teller der Puppe legen und die Puppe füttern, für „heiß": vorsichtig auf den Puppenherd fassen und die Hand dann schnell zurückziehen. Die Bearbeitung der Minimalpaare erforderte jeweils 1 Therapiestunde. In einem dritten Durchgang wurden Bilder der Minimalpaare „Reis – heiß", „Rose – Hose", „Rasen – Hasen" und „rund – Hund" auf dem Therapietisch unsortiert ausgebreitet und die einzelnen Items auf Zuruf des Therapeuten von Leoni gezeigt. Danach wurden die Bilder von Leoni und dem Therapeuten gemeinsam zu Paaren „ähnlich klingender Wörter" sortiert. Im Anschluss wurden die Bildpaare auf dem Boden ausgelegt und Leoni sollte je nach Ansage des Therapeuten von einem Bild zum anderen hüpfen. Danach erfolgte ein Rollentausch. Missverstehenssituationen blieben nicht aus, da die Patientin den Laut /ʁ/ produktiv nicht umsetzen konnte und der Laut sich von alleine nicht bahnte. Um die Motivation nicht in Frustration umschlagen zu lassen, durfte Leonie dann zeigen, was sie gerade eben meinte. Leoni reagierte dennoch zunehmend zurückhaltend (Störungsbewusstsein!). Die Zeit für den Rollentausch war aus eben diesem Grund knapp bemessen. Während der folgenden 4 Stunden wurde dem klassischen Therapieansatz entsprechend der Ziellaut angebahnt und auf Silben- und Wortebene expressiv eingeübt. Parallel lief die auditive Differenzierung von Minimalpaaren mit /ʁ/- und /h/-Anlaut weiter. Schließlich konnte auch produktiv mit Minimalpaaren gearbeitet werden. Nach insgesamt 12 Therapiestunden begann Leoni mit dem Transfer in die Spontansprache – ohne Übergeneralisierung.

Fallbeispiel 2: Behandlung einer Plosivierung in Anlehnung an Metaphon

■ *Max*

Max, ein 5;2 Jahre alter Junge, hatte neben grammatischen Schwächen im morphologischen Bereich eine aus einer inkonstanten Plosivierung (in der Spontansprache ca. 80%) und einer Vorverlagerung bestehende phonologische Störung. Die Prozessauswahl fiel, aufgrund ihres pathologischen Status, auf die Plosivierung. Da Max oft unkonzentriert und anfangs schwer zu motivieren war, wurde versucht, ihn über Metaphon und die Konzeptebene selbst aktiv handelnd an den Umgang mit Distinktionen heranzuführen.

Um „kurz" und „lang" auf körperlich erfahrbare Weise zu differenzieren, wurden zwei Gangarten im Raum gewählt: Zum einen mit beiden Beinen kurz hüpfen, zum anderen einen großen, langen Schritt, mit den Fußsohlen auf dem Boden schleifend gehen. Um das Spiel zu begrenzen und den Blick auf das Wesentliche zu lenken, wurde auf eine ausladende, thematisch elaborierte Rahmenhandlung verzichtet.

Anschließend erzeugten Therapeut und Patient gemeinsam Geräusche und Klänge des Alltags und teilten sie, auf die Konzeptebene Bezug nehmend, nach kurz, „peng-artig" (Formulierung des Patienten) und lang, klingend ein:

kurz	*lang*
■ Mit einem Kochlöffel auf einen Topf schlagen ■ Auf einen Schuhkarton klopfen ■ Einmal in die Hände klatschen	■ Einen Luftballon aufblasen und die Luft langsam wieder herauslassen ■ Ein Blatt Papier langsam zerreißen ■ Die Hände langsam kreisend aneinanderreiben

Um das Übertragen auf die Arbeit mit Lauten zu erleichtern, wurden zum Abschluss der Arbeit auf Geräuschebene zwei Kisten mit den Symbolen für „kurz" (Punkt) und „lang" (Strich) markiert, in die Topf, Schuhkarton, Luftballon und Papier entsprechend der Dauer ihres Klanges einsortiert wurden.

Auf Lautebene wurden Max zunächst nur stimmlose Frikative und Plosive angeboten, um die Lautdifferenz möglichst deutlich hörbar zu machen. Max sollte je nach Höreindruck zuordnen, ob ein Laut kurz oder lang klang, und entsprechend auf eine Referenzkarte mit Punkt oder mit Strich zeigen. Um die Übung aufzulockern und

Hörpausen zu organisieren, wurde sie an ein bekanntes, einfaches Regelspiel am Tisch gekoppelt: „Tempo kleine Schnecke“. Dafür wurden vorher in Abständen grüne Muggelsteine als „Salat“ auf dem Spielfeld verteilt. Kam eine Schnecke zu einem Salat, gab der Therapeut mit verdecktem Mundbild einen Laut vor, den Max der entsprechenden Referenzkarte zuordnen musste. War die Zuordnung korrekt, durfte der Salat von der Schnecke gefressen werden. In den kommenden zwei Stunden wurde die immer gleiche Zuordnungsleistung an verschiedene Spiele gekoppelt, bis Max zur eigenen Produktion bereit war. Die erfolgte allerdings nicht im Rollentausch, sondern in einem freien Spiel mit Explosionen, Flugzeugen, Wind, etc. am Boden. Die Referenzkarten waren stets dabei und wurden vom Therapeuten zum Feedback benutzt.
Ab der 5. Stunde konnte rezeptiv auf Wortebene gearbeitet werden. Gemeinsam wurden Minimalpaarkarten angefertigt zu den Begriffen:

See – Tee
Sonne – Tonne
Fass – Pass
Welle – Bälle
Wecker – Bäcker
Wand – Band

Der Begriff „Pass“ war unbekannt und musste geklärt werden. Alle Karten wurden dann offen auf den Tisch gelegt. Nach Aufforderung des Therapeuten sollte Max die benannte Bildkarte zeigen und sie der entsprechenden Referenzkarte (Punkt für Plosivanlaut oder Strich für Frikativanlaut) zuordnen. Max war auf Wortebene auditiv deutlich weniger belastbar. Darüber hinaus bereitete das Minimalpaar „Wecker – Bäcker“ besondere Probleme. Eine Unterbrechung wurde erforderlich. Danach wurde das Spiel „gedreht“: Es sollten immer zwei ähnlich klingende Wörter (Minimalpaare) gesucht werden, um ganz deutlich zu machen, dass sich Wörter, bis auf einen minimalen Unterschied an ihrem Anfang, gleichen können, sich die Bedeutung aber ändert. Max versuchte das auditive Problem semantisch zu lösen und kombinierte immer wieder „See“ und „Welle“. Etliche Wiederholungsdurchgänge der gesamten Spielsequenz waren nötig, bis Max die dahinter stehende Sprachregel erkannte.
Behandlungsphase II startete in der 8. Stunde. Max traute sich zu, alle bisher eingesetzten Minimalpaarkarten zu verwenden. Drei Seiten eines Würfelrohlings wurden mit einem Strich und drei mit einem Punkt markiert. Die Minimalbildkarten kamen offen und unsortiert auf den Tisch. Zuerst sollte mit dem Würfel gewürfelt und dann eine passende Minimalpaarkarte genommen und benannt werden. Offenbar war die Plosivierung von „Wecker“ hoch automatisiert, während die übrigen Items produktiv korrekt

umgesetzt werden konnten. Die 10. und 11. Stunde dienten deshalb schwerpunktmäßig der produktiven Umsetzung des Wortes „Wecker“, methodisch angelehnt an die klassische Artikulationstherapie. Die spontansprachlichen Plosivierungen begannen zu diesem Zeitpunkt weniger zu werden. Auf das Arbeiten auf Satzebene konnte deshalb verzichtet werden. Stattdessen gab es bis zur 16. Stunde kurz gehaltene Wiederholungen vorangegangener Therapieinhalte und meist freie Spielsituationen, in denen es sich Patient und Therapeut zur Aufgabe machten, sich bei Aussprachefehlern gegenseitig zu „erwischen“ und für die korrekte Verwendung von Frikativen zu loben.

Die Therapiesequenz konnte nach insgesamt 20 Stunden erfolgreich abgeschlossen werden. Im weiteren Verlauf wurde die Vorverlagerung behandelt.

Fallbeispiel 3:
Behandlung einer Vorverlagerung von /ç/ und /ʃ/ nach /s/ in Anlehnung an P.O.P.T. – zwei Kinder werden parallel betrachtet

■ *Timo, 5;7 Jahre*
Timo ist ein sehr aufgeweckter Junge, sehr interessiert, aber auch leicht ablenkbar. Er soll noch im gleichen Jahr eingeschult werden. Neben der oben beschriebenen Symptomatik hat er keine weiteren direkt sprachbezogenen oder in der Vorgeschichte bekannten Auffälligkeiten, außer einer noch bestehenden kindlichen Stimmstörung. Durch den oft heiseren Stimmklang, z.T. mit aphonen Einbrüchen, wird die Verständlichkeit ebenfalls eingeschränkt. Im Hinblick auf die Einschulung steht jedoch die Behandlung der phonologischen Entwicklungsverzögerung im Vordergrund.

■ *Jasmin, 4;6 Jahre*
Jasmin hat neben der oben genannten Symptomatik noch eine Vorverlagerung von Plosiven, eine GlottEr von /ʁ/ durch /h/, wenige Assimilationen, TUS bei Dreisilbern und einen leichten Dysgrammatismus. Aus der Vorgeschichte ist eine HNO-ärztlich dokumentierte signifikante Anhäufung von Mittelohrinfekten während der ersten beiden Lebensjahre bekannt. Aktuell besteht keine Einschränkung der Hörleistung. Die Prozessauswahl fiel auf die Vorverlagerung von Sibilanten, um therapeutisch den deutlichsten Höreindruck vermitteln zu können. Parallel sollten Silbenklatschspiele zu den silbenstrukturellen Auffälligkeiten angeboten werden.

Die Vorübung wurde für beide Kinder jeweils gleich gestaltet: Zwei Handpuppen (Schnecke und Kasper) sollten gefüttert werden. Die Aussprachevarianten bezogen sich auf Spielzeuglebensmittel, in denen ein /ç/ oder /ʃ/ zu hören ist: Brötchen, Milch, Gummibärchen, Schokolade, Fisch, Muschel, Pfirsich, Fleisch, Honig, Stachelbeeren, Schinken, Kichererbsen, Kirschen, Hähnchen, Orangen, Würstchen, Schafskäse, Schnitzel, Speck, Plätzchen. Sie wurden jeweils korrekt und mit Ersetzung des Ziellautes durch /s/ angeboten, wobei die Varianten zufällig auf beide Handpuppen verteilt wurden.

Timo differenzierte die Aussprachevarianten souverän nach „richtig" und „falsch".

Jasmin war bei der Zuordnung zulässiger und abweichender Aussprachevarianten unsicher, brauchte mehrere Wiederholungen, vor allem bei den Wörtern, die mehrere Zischlaute enthielten. Die Auswahl wurde vom Therapeuten noch während der Übung entsprechend reduziert, sodass Jasmin ohne Ratestrategien zu ihrem Erfolg kam. Sie war so motiviert, dass dieses Spiel auch in den kommenden Stunden als Ritual einen festen Platz fand.

Zu Beginn von Phase I wurden von Timo als Lautrepräsentanten ein Luft verlierender Reifen für /s/, eine Dampflok für /ʃ/ und eine fliegende Hexe für /ç/ gewählt und entsprechende Karten angefertigt. Die anschließende Hörübung zu den einzelnen Lauten wurde in ein Regelspiel integriert. Der Therapeut wählte einen direktiven Interventionsstil mit viel Transparenz und klarer Begrenzung, um ablehnende Faktoren zu reduzieren. Nachdem die auditive Zuordnung zu den Repräsentanten problemlos gelang, konnte noch während dieses Regelspiels mit gleichem Erfolg auf die Silbenebene und die Arbeit mit Neologismen gewechselt werden. Bei Neologismen (Ziellaute in allen Positionen, auch in Konsonantenverbindungen) gelang die Zuordnung zu ca. 60%, sodass hier auch der Schwerpunkt der Arbeit der nächsten Stunde lag. Timo verbesserte sich schnell. In der vierten Stunde konnte mit Realwörtern gearbeitet werden. Da bis zur 5. Stunde trotz relativ sicherer auditiver Differenzierungsfähigkeit Timos von Therapiebeginn an Auswirkungen auf die Spontansprache ausblieben, wurde Phase II eingeleitet.

In Phase II wurde, um Zeit zu sparen, /ç/ über die schon vorhandene Geräuschassoziation und einen kurzen Ableitungshinweis (Zunge wie beim „i“, aber geflüstert) angebahnt und in die Produktion der Laute /s/ und /ʃ/ mit einbezogen. Dazu gab es ein freies Spiel auf dem Boden, zu dem eine Lok, eine Hexenpuppe und ein Auto mit defektem Reifen verwendet wurden. Die Silbenebene wurde über spielbegleitende Nachsprechleistungen in Form von Zauberwörtern bearbeitet. Alle lauttypischen Positionen incl. Konsonantenverbindungen wurden berücksichtigt.

Jasmin wählte als Lautrepräsentanten die Schlange für /s/, das rauschende Meer (Welle) für /ʃ/ und die fauchende Katze für /ç/. Eines ihrer Lieblingsspiele, die „Fädelraupe“, wurde für die Hörübung verwendet. Die bunten Raupenglieder wurden auf den Repräsentantenkarten gleichmäßig verteilt. Jasmin sollte sich ein Raupenglied von der Karte nehmen, deren zugehörigen Laut sie jeweils wahrnahm, und dann auf die Raupe fädeln. Sie kam mit der Dreierauswahl der Laute nicht zurecht, verwechselte häufig /ç/ und /ʃ/ und reagierte überfordert, sodass die Auswahlmenge noch während des Spiels auf die beiden kontrastreicheren Laute /s/ und /ʃ/ reduziert werden musste, die Katze also kurzerhand müde wurde und schlafen ging. Die Zuordnung war jetzt sicher und Jasmin hatte ein Erfolgserlebnis. In den kommenden zwei Stunden konnte das Katzenfauchen dann wieder eingeführt werden. Auf Silbenebene und beim Arbeiten mit Neologismen mussten anfangs die Ziellaute etwas überbetont werden. Zur nächsten Ebene wurde auch hier erst gewechselt, als bei normaler Betonung der Ziellaute die auditive Differenzierung und die Zuordnung immer korrekt waren. Die auditive Arbeit wurde dabei flexibel an die Spiele gekoppelt, die sich Jasmin zu Beginn einer Stunde aussuchte. Bis zur Arbeit mit Realwörtern vergingen insgesamt 8 Stunden. Bald darauf tauchten in der Spontansprache die ersten korrekt verwendeten Ziellaute auf, sodass auf Phase II und III verzichtet werden konnte. Jasmin signalisierte nach 10 Stunden, dass sie auf das Hören keine Lust mehr habe. Die folgenden zwei Stunden standen im Zeichen produktionsgeleiteten Arbeitens: Die hoch automatisierten Wörter „ich“ und „nicht“ wurden in klassischer Weise auf Wort- und Satzebene beübt.

Der anschließende Therapieschwerpunkt lag auf morphologisch-syntaktischer Ebene.

Ab der 8. Stunde kamen Übungen zur Antizipation auf Wortebene (Phase III) hinzu: Items aus Memory-Kartensätzen zu den einzelnen Ziellauten wurden so ausgewählt, dass immer nur ein Ziellaut pro Wort vorkam. Immer wenn ein Pärchen gefunden wurde, sollte zuerst der passende Lautrepräsentant gezeigt und dann erst das Wort gesprochen werden. Ähnlich wurde mit Situationsbildern verfahren. Timo begann die Therapieinhalte auf sein spontanes Sprechen zu übertragen, hatte aber noch Probleme mit Wörtern, in denen mehrere Sibilanten vorkamen (z.B.: „Schüssel“, aber auch: „richtig“ und „Eichhörnchen“). Drei Silbenschiffchen wurden angefertigt, „schwierige“ Wörter zuerst geklatscht, dann die entsprechende Zahl an Silbenschiffchen auf den Tisch gelegt und schließlich Miniaturausgaben der Lautrepräsentanten in die Schiffchen gesetzt bzw. auf Bug und Heck verteilt. Parallel wurde eine Hörübung durchgeführt, in der nur Wörter mit mehreren Sibilanten angeboten wurden. Timo sollte ohne lautes oder geflüstertes Nachsprechen rein auditiv herausfinden, welche Laute in dem jeweiligen Wort vorkommen. Gerade diese Übungssequenz ermöglichte den Transfer. Nach 20 Therapieeinheiten war die Behandlung mit Erfolg beendet.

Fallbeispiel 4: Behandlung einer inkonsequenten phonologischen Störung

■ *Marius, 3;5 Jahre*
Marius Wortschatz umfasste etwa 40 Items, die er in Form von Ein- bis Zweiwortäußerungen spontansprachlich einsetzte, begleitet von einigen wenigen Gesten. Benennleistungen verweigerte er. Die spontan geäußerten Wörter waren umfangreichen phonologischen Prozessen unterworfen: TUS, TBS, Vokalfehler, Vokallängenfehler, atypische Betonungsmuster, VV und RV von Nasalen und Plosiven, Auslassungen, AlloL bei Frikativen (/s/ als interdental gebildeter Ersatzlaut), Assimilationen u.a. Die Auswertung des Spontansprachmitschnittes ergab eine signifikante Inkonsequenzrate. Marius Sprachverständnis war altersgemäß. Die Differenzialdiagnostik der motorischen und kognitiven Fähigkeiten ergab keinerlei Auffälligkeiten.
Grundlegend für den Therapieeinstieg war, Marius Vertrauen zum Therapeuten aufzubauen und das bereits massiv vorhandene Störungsbewusstsein zu minimieren. Gemeinsames freies Spiel stand im Vordergrund, ohne Druck zu sprachlichen Produktionen. Tierstimmen und Fahrzeuggeräusche wurden gerne imitiert, waren aber, sobald sie Silbenstruktur hatten, bereits Veränderungen unterworfen.
Nachdem Marius Sicherheit in der Therapiesituation gewonnen hatte, wurden Nachsprech- und Zuordnungssequenzen in die Behandlung integriert. Zunächst wurden 5 Lautsymbole mit großen Kontrasten eingeführt, drei Konsonanten (/m/, /s/, /k/) und zwei Vokale (/o/, /i/). Einzelne Laute wurden vom Therapeuten zum Hören vorgegeben und sollten dann den Lautsymbolen zugeordnet werden, was Marius schnell und leicht gelang. Die gleichen Laute sollte Marius dann in einer anderen Übung spielbegleitend nachsprechen. Auch das gelang Marius noch gut. Komplizierter wurde es, als außer /s/ noch andere Frikative eingeführt wurden. Die labiodentale Erzeugung von Zischlauten musste angebahnt und gefestigt werden.
Im nächsten Schritt wurden Einsilber bearbeitet. Rezeptiv bedeutete das für Marius, die Lauterepräsentanten der vom Therapeuten vorgegebenen Silbe (KV und VK) zu bestimmen und auf einem Silbenschiffchen in der richtigen Reihenfolge anzuordnen. Das Lautmaterial wurde dabei zunächst wieder auf (/m/, /s/, /k/, /o/, /ɪ/) reduziert. Die „zu knackenden Zauberwörter" lauteten also „mo", „os", „mi" ... Produktiv waren die gleichen Silben nachzusprechen, was Marius gut umsetzen konnte. Bei der Erweiterung der Lautmenge konnten /f/ und /s/ auf Silbenebene expressiv nicht voneinander differenziert werden. Die Fortsetzung der Zau-

berwortspiele wurde deshalb von einer minimalpaarorientierten Therapiesequenz, die sich um „Seen“ und „Feen“ rankte, für mehrere Stunden unterbrochen und endete schließlich mit dem gewünschten Erfolg.
In der Bearbeitung von „selbst erfundenen Wörtern“ wurden die Silbenstrukturen jetzt erweitert. Begonnen wurde mit zwei offenen Silben (KVKV), es folgte eine geschlossene Silbe (KVK), bei zunächst gleichbleibendem Vokal. Der Einsatz alternierender Vokale stellte eine zu hohe Leistungsanforderung dar. Die Konsonanten konnten von Anfang an alle verwendet werden. Später waren auch Produktionen mit alternierenden Vokalen möglich.
Im nächsten Schritt wurden Marius alle bisher bearbeiteten Silbenstrukturen angeboten. Er musste sich die nötige Anzahl an Silbenschiffchen nehmen und die Repräsentanten der gehörten Laute in der richtigen Reihenfolge darauf anordnen. Die Nachsprechübungen bezogen sich jetzt ebenfalls auf alle diese Ein- bis Zweisilber. Auf KVKVK wurde verzichtet, da die Spielideen zu den Neologismen mittlerweile ausgereizt waren und ein weiteres Verbleiben auf sinnfreier Ebene auch den Patienteneltern gegenüber nicht mehr zu begründen war, trotz deutlich rückläufiger Inkonsequenzrate und sich klärender Silben- und Betonungsstruktur spontan produzierter Wörter. Der bisherige Zeitaufwand betrug bis dahin 30 Stunden.
Danach konnte sinnbezogen gearbeitet werden. Pro Stunde, manchmal auch über zwei bis drei Stunden, wurde ein einzelnes Wort aufgebaut. Das Zielwort war immer ein Wort aus der Alltagssprache, das phonologisch stark verändert war und das Marius selbst bestimmte. Es wurde nach bekanntem Vorgehen mit Silbenschiffchen und Lautsymbolen nach dem Hören aufgebaut und dann „gelesen“. Marius hatte den Auftrag, sich das Wort in dieser Weise einzuprägen. Das Wort wurde dann abgedeckt und musste von ihm mehrfach in Abständen aus dem Gedächtnis reproduziert werden. Zu häufige Wiederholungen in kurzer Zeit haben sich nicht bewährt. Sie führten zu Gewöhnungseffekten und damit wieder zur Häufung von Fehlern. Konnte das Wort während der Stunde nicht mehr korrekt erinnert werden, wurde es wieder neu aufgebaut. Begleitendes Spielen war so gestaltet, dass sich die Handlung jeweils auf die Bedeutung des Wortes bezog. Der Zeitaufwand dafür betrug weitere 30 Stunden (18 Wörter). Parallel zur Behandlung hatte Marius Sprachentwicklung einen großen Schub erlebt. Seine Äußerungen waren noch kurz, aber syntaktisch meist korrekt aufgebaut (nur wenige Verb-Endstellungen). Die Inkonsequenzrate lag jetzt unter 15%. Das Lexikon war explosionsartig angewachsen. Eine Therapiepause von 3 Monaten wurde vereinbart.
Nach Ablauf der Pause wurden in mehreren Intervallen dann noch bestehende phonologische Prozesse aufgearbeitet, die jetzt wie

konsequente Störungen behandelt werden konnten (AlloL, RKV, Deaffr), der Grammatikerwerb im morphologischen Bereich unterstützt und nach Schuleintritt (Sprachheilschule) der Schriftspracherwerb zur Minimierung des LRS-Risikos begleitet.

Bei einer anfänglichen Therapiefrequenz von 1-2 x/Woche, später dann 1 x/Woche zog sich die Behandlung mit mehreren Therapiepausen insgesamt über 4 Jahre hin. Alles in allem mussten etwa 110 Behandlungsstunden aufgewendet werden.

Vertiefende Literatur

- *Fox, Annette V. (2003, 5. Auflage 2009): Kindliche Aussprachestörungen: Phonologischer Erwerb, Differenzialdiagnostik, Therapie. Schulz-Kirchner, Idstein*

Das aktuelle Standardwerk für den Themenbereich der kindlichen Aussprachestörungen unklarer Genese. Neben einer kompakten linguistischen Einführung werden grundlegende linguistische Modelle zur Sprachverarbeitung vorgestellt und praktisch in den Zusammenhang mit Diagnostik und Therapie gestellt. Hintergründe und Zusammenhänge der vorgestellten Klassifikation werden klar dargestellt. Ganz eindeutig können damit kindliche Aussprachestörungen voneinander abgegrenzt werden, was für eine erfrischende Klärung im bis dahin vorhandenen Dickicht der Begrifflichkeiten sorgt. Erfreulicherweise bleibt es nicht nur bei einer neuen Klassifikation, sondern diese findet ihre konsequente Weiterführung in der Umsetzung konkreter Therapiekonzepte. Eine anschaulich klare, mit vielen Beispielen lebendig dargestellte Therapiestruktur führt dieses systematische Vorgehen fort. Noch nicht entsprechend belegte Therapieansätze, wie bei der Therapie der inkonsequenten phonologischen Störungen, werden auch mit Nennung der offenen Fragen dargestellt. Übungen, Lösungen sowie viele Transkripte und Falldarstellungen veranschaulichen die therapeutischen Konzepte und Vorgehensweisen.

- *Fox, Annette V. (2002, 3. Auflage 2007): PLAKSS – Psycholinguistische Analyse kindlicher Sprechstörungen. Harcourt-Test Services, Frankfurt*

Dieser normierte Test erlaubt dank seiner klaren Auswertungsstruktur eine zielsichere Diagnostik auf der Grundlage der Klassifikation kindlicher Aussprachestörungen nach Dodd (1995). Das geeignete Therapiekonzept lässt sich auf dieser Grundlage unmittelbar ableiten. Der Benenntest ist für Kinder ab 2;5 Jahren geeignet. Die Durchführungsdauer liegt zwischen 15 und 20 Minuten.

- Brandenburger, Nicola, Klemenz, Anke (2006): PhANNI Praxisorientiertes Therapiekonzept zur Behandlung phonologisch-phonetischer Störungen. Prolog, Köln

Mithilfe von Referenzkarten werden verschiedene Laute mit ihren charakteristischen phonologischen Merkmalen verdeutlicht. Diese Konzeption ermöglicht neben der rezeptiven Seite auch dort den (unterstützenden) Rückgriff auf die phonetischen Aspekte der Lautbildung, wo es notwendig und sinnvoll ist. Auf Karten und Kopiervorlagen verkörpert eine Pelzkugel (ANNI) die Phoneme des Deutschen. Diese sind nach phonetisch-artikulatorischen

Merkmalen und phonologischen Prozessen geordnet. Ein Manual mit theoretischem Hintergrund, Durchführungsanweisung und konkreten Fallbeispielen macht den Einstieg leicht.

Fragen/Übungen zu Kapitel 4

1. Es gibt Kinder, deren Nachsprechleistungen deutlich besser sind als deren spontane Benennleistungen (in Bezug auf die korrekte Aussprache der Wörter). Trotzdem verbessert sich ihre Spontansprache durch häufige Nachsprechübungen nicht. Weshalb?

2.1 Ordnen Sie die folgenden Beschreibungen einer der Subgruppen zu.
2.2 Bestimmen Sie jeweils die angenommene Störungsebene im Sprechverarbeitungsmodell nach Stackhouse & Wells!

a) Felix erkennt inkorrekt vorgesprochene Wörter problemlos. Unsinnwörter werden korrekt wiederholt. Reimwörter werden sicher erkannt und auch produziert. Die Mundmotorik ist unauffällig. Aufgaben zur phonologischen Bewusstheit werden gut bewältigt.

b) Christine erkennt inkorrekt vorgesprochene Wörter ebenfalls problemlos. Aufgaben zur phonologischen Bewusstheit werden gut bewältigt. Die Mundmotorik ist beeinträchtigt; deutlicher Zungenvorstoß.

c) Heikos Fähigkeiten im Rahmen der phonologischen Bewusstheit sind unauffällig. Lediglich bei Aufgabengruppen, die nur mithilfe des phonologischen Arbeitsgedächtnisses gelöst werden können, zeigen sich deutliche Schwierigkeiten. Ebenso bei der Synthese und dem Nachsprechen von Unsinnwörtern.

d) Natalie macht beim Nachsprechen weniger Fehler als beim Benennen und beim Benennen weniger Fehler als in der Spontansprache. Unsinnwörter werden problemlos erlernt und nachgesprochen, sie zeigt keine Bevorzugung von legalen gegenüber illegalen Unsinnwörtern. Sie hat Schwierigkeiten bei Synthese und Segmentierung sowie bei der Manipulation von Realwörtern.

3. In der Therapie kindlicher Sprechstörungen stehen traditionelle phonetische Ansätze den neueren phonologisch-orientierten Ansätzen gegenüber. Charakterisieren Sie die unterschiedlichen Herangehensweisen anhand der verschiedenen Annahmen über den Störungshintergrund!

4. Was ist bei der Auswahl geeigneter Minimalpaare grundsätzlich zu beachten?

5. Nach welchen linguistischen Kriterien werden die Items auf der Unsinnwortebene ausgewählt? Weshalb werden sie eingesetzt?

5 Anmerkungen zum Thema „Effizienz“

Die Frage nach der Effizienz ist die Frage nach der Wirksamkeit logopädischer Intervention und der Wirkweise bzw. Effektivität spezifischer Therapieansätze. Es ist auch die Frage, wie das Ergebnis am Ende einer Behandlung auszusehen hat. Ist eine Therapie erfolgreich beendet, wenn das Kind verständlich spricht oder wenn es (auch) grundsätzliche sprachliche Kompetenz und brauchbare Strategien zur weiteren sprachlichen Entwicklung erworben hat? Wie kann dieser Erfolg gemessen werden? Was genau ist eigentlich der Gegenstand der Messung? Nicht immer messen Tests das, was sie zu messen vorgeben. Die Widersprüchlichkeit der auf dem Therapiemarkt konkurrierenden Antworten ist so groß wie die Zahl der Variablen logopädischen Handelns:

Der Zufall: Gibt es ihn überhaupt? Streng genommen nicht. Allerdings gibt es eine Fülle unterschiedlicher kindlicher Sprachentwicklungsverläufe – und das sind mit ihrer jeweils eigenen Ausprägung so viele, wie es Kinder selbst gibt. So kann es sein, dass Kinder, die als Late Talkers eingestuft werden und z.T. auffällige phonologische Prozesse zeigen, durch leichtes „Anschieben“ in der Therapie schnell zum Erfolg gebracht werden, während andere Kinder mit scheinbar unauffälligem Spracherwerb und leichten Störungen später im Mathematikunterricht am Verständnis von Textaufgaben scheitern oder eine LRS entwickeln. Zwar passiert das nicht häufig, aber es ist möglich. Vor diesem Hintergrund müssen auch Ergebnisse von Tests hinterfragt werden, die nicht nur Störungsmerkmale an der Oberfläche abschöpfen, sondern auch Risikokinder für spätere Auffälligkeiten in der Schule dingfest machen wollen. Was bedeutet dann das Wort pathologisch? Wo schlummern vielleicht Irrtümer über scheinbare Therapieerfolge? Schützt schlechte Therapie vor Wundern nicht? Wie weit wir den vermeintlichen Zufall zum Gegner bzw. Verbündeten haben, müssen in Zukunft noch viele Langzeitstudien und eine differenzierte Therapieforschung zeigen.

Der Patient: Die Leistungsfähigkeit menschlicher Gehirne ist genauso unterschiedlich wie die Sozialisation ihrer Inhaber, kognitive und sprachliche Fähigkeiten sind entwicklungsbedingt ineinander verzahnt und voneinander abhängig. Das bedeutet, dass die Geschwindigkeit der Aufarbeitung sprachlicher Auffälligkeiten oder Störungen auch von bereits vorhandenen sprachlichen und kognitiven Grundkompetenzen abhängt. Damit wird die Geschwindigkeit, mit der sich ein Therapieerfolg einstellt, als Maßstab für Effizienz unbrauchbar. Effizienz kann hier nur bedeuten, dass der Patient genau die Hilfe bekommt, die er braucht und die an seine Möglichkeiten, an seine Lernfähigkeit und an sein Entwicklungsalter angepasst ist. Umfangreichere Störungen erfordern eigentlich eine frühe Intervention. Darf also keine Chance verpasst werden, das Problem an der Wurzel zu packen, auch auf die Gefahr hin „zu viel“ zu tun, oder ist es sinnvoller (wirtschaftlicher) nur das zu behandeln, was zu einem späteren Zeitpunkt als Reststörung noch übrig bleibt?

Der Therapeut: Was macht ihn effizient? Motivation? Die Fähigkeit andere zu motivieren? Empathie? Erfahrungswissen? Flexibilität? Neugierde? Teamfähigkeit? Selbstüberprüfung in regelmäßiger Supervision? Kenntnis der eigenen Grenzen? Zielorientiertes Handeln? Theoretisches Wissen auch über Hintergrundinformationen von Therapieansätzen? Ist sein Blick defizitorientiert, oder erkennt er Zusammenhänge? Kann er sein therapeutisches Vorgehen begründen oder wendet er lediglich Material an? Gelingt es ihm, Methoden individuell anzupassen? Kann er über sein Selbstverständnis als Therapeut manchmal lachen?

Die Methode(n): Methoden sind weder Dogma noch Allheilmittel. Sie unterliegen dem jeweiligen Stand wissenschaftlicher Erkenntnis und soziokulturellen Bedingungen. Eine Methode fordert zwar die genaue Kenntnis der ihr zugrunde liegenden Theorien, aber keinen Kadavergehorsam. Durch einen reflektierten Umgang kann sie zur Zeit ihrer Gültigkeit ein größtmögliches Maß an Effektivität entfalten. Monokausal basierte Therapieansätze sind eigentlich ein Widerspruch in sich selbst und in der Wirkung wenig effektiv. Einige ältere Methoden neigen etwas zu dieser Form der Eindimensionalität, so etwa der klassische Therapieansatz mit seiner Annahme, jeder Aussprachestörung läge eine phonetische Störungskomponente zugrunde. Die neueren Ansätze liefern unter dem stärkeren Einfluss der Linguistik und der kognitiven Forschung eine viel differenziertere Sichtweise auf das Phänomen Aussprachestörung. Sie greifen deutlich präziser, erfordern geringere Therapiezeiten und sind im Effekt nachhaltiger.

Fazit: Effizienz ist im therapeutischen Bereich nur dadurch messbar, dass sich ein befriedigender Behandlungserfolg einstellt und sich die Lebensqualität der Patienten dadurch nachweislich verbessert. Der Zeitfaktor ist als Maßstab nicht wirklich geeignet. Eine gezielte Therapieforschung könnte die vielen Variablen therapeutischen Verhaltens transparenter machen und ihren Anteil am Therapieerfolg näher bestimmen. Ergebnisse einer gut ausgestatteten Basisforschung sind obligatorischer Bestandteil effizienten Arbeitens. Eine flächendeckende Akademisierung des Berufsbildes „Logopäde“ ist in diesem Zusammenhang unbedingt erstrebenswert.

Literaturverzeichnis

Allemand, I., Fox-Boyer, A. & Gumpert, M. (2008). Diagnostikverfahren bei kindlichen Aussprachestörungen – ein Überblick. Forum Logopädie 1, 14-21

Ayres, J. (1984, 2002). Bausteine der kindlichen Entwicklung. Berlin: Springer

Babbe, T. (1993). Pyrmonter Wortpaare. Idstein: Schulz-Kirchner

Babbe, T. (1994). Pyrmonter Analyse phonologischer Prozesse. Idstein: Schulz-Kirchner

Babbe, T. (2003). PAP-Pyrmonter Ausspracheprüfung. Köln: Prolog

Bigenzahn, W. (1995). Orofaciale Dysfunktionen im Kindesalter. Stuttgart: Thieme

Blanche, S. A. (1982). Minimal Words Pairs as Distinctive Feature Training. In: Crary, M. A. (Ed.), Phonological Intervention – Concepts and Procedures. San Diego: Singular

Böhme, G. (1997). Klinik der Sprach-, Sprech-, Stimm- und Schluckstörungen. Bd.1. (2. Aufl.). Stuttgart: Fischer

Brandenburger, N. & Klemens, A. (2006). PhANNI. Praxisorientiertes Therapiekonzept zur Behandlung phonologisch-phonetischer Störungen. Köln: Prolog

Brügge, W. & Mohs, K. (2001). Therapie der SEV. München: Ernst Reinhardt

Buck, M., Beckers, D. & Adler, S. (2005): PNF in der Praxis. Eine Anleitung in Bildern (5. Aufl.). Berlin: Springer

Büttner, C. & Quindel, R. (2005): Gesprächsführung und Beratung. Heidelberg: Springer

Burhop, U., Determann, N., Dirks, S. & Schmülling, R. (1995). Mundmotorische Förderung in der Gruppe. Berliner Therapieansatz. München: Ernst Reinhardt

Comptom, A. J. (1976). Generative studies of children's phonological disorders: clinical ramification. In: Morehead, D. M. & Morehead, A. E. (Ed.), Normal and deficient child language. Baltimore etc.: University Park Press, 61-96

Castillo Morales, R. (1998). Die orofaciale Regulationstherapie (2. Aufl.). München: Pflaum

Clausnitzer, R. & Clausnitzer, V. (1991). Zusammenhänge zwischen Sigmatismen, fehlerhaftem Schluckmodus und Zahn- und Kieferstellungsanomalien. Die Sprachheilarbeit 36, Heft 2, 46-54

Clausnitzer, R. & Clausnitzer, V. (1993). Altersabhängige Häufigkeitsverteilung von Dysfunktionen bei Kindern mit Gebißanomalien und Kindern mit normalen Gebissen. Die Sprachheilarbeit 38, 44-47

Dannenbauer, F. M. (1998). Vom Einfluß der linguistischen Forschung auf das Verständnis kindlicher Aussprachestörungen. Die Sprachheilarbeit 43, 299-310

DeCasper, A. & Fifer, W.P. (1980): On human bonding: Newborns prefer their mothers` voices; Science, 208

Dickmann, C., Flossmann, I., Klasen, R., Schrey-Dern, D., Stiller, U. & Tokuss, C. (1994). Logopädische Diagnostik von Sprachentwicklungsstörungen. Stuttgart: Thieme

Dodd, B. (1995). Differential diagnosis and treatment of children with speech disorder. London: Whurr Publishers

Dornes, M. (1993). Der kompetente Säugling. Die präverbale Entwicklung des Menschen. Frankfurt a.M.: Fischer

Edwards, M. L. (1974). Perception and production in child phonology: The testing of four hypotheses. Journal of Child Language I, 205-219

Elbert, M. & Gierut, J. A. (1986). Handbook of Clinical Phonology: Approaches to Assessment and Treatment. London: Taylor and Francis Ltd.

Engel, H. & Sauck, S. (2001). Mit Erfolg therapieren (MFT). Rostock: PS

Fenson, L., Dale, P.S., Reznick, J.S., Thal, D., Bates, E., Hartung, J.P., Rethick, S. & Reilly, J.S. (1993): MacArthur Communicative Development Inventories; San Diego, CA; Singular Publishing Group

Fenson, L. (1994). Variability in early communicative development. Chicago, Ill.: University of Chicago Press

Fischer-Voosholz, M., Spenthof, U. (2002). Orofaciale Muskelfunktionsstörungen. Heidelberg: Springer

Fiukowski, H. (2004). Sprecherzieherisches Elmentarbuch (7. Aufl.). Tübingen: Niemeyer

Fox, A. V. (2002). PLAKSS – Psycholinguistische Analyse kindlicher Sprechstörungen. Frankfurt: Harcourt Test Services

Fox, A. V. (2003). Kindliche Aussprachestörungen (2009: 5. Aufl.). Idstein: Schulz-Kirchner

Fox, A.V. (2005).PLAKSS-Psycholinguistische Analyse kindlicher Sprechstörungen (2. überarb. und erg. Aufl.). Frankfurt: Harcourt Test Services

Fox, A. V. & Dodd, B. J. (1999). Der Erwerb des phonologischen Systems in der deutschen Sprache. Sprache – Stimme – Gehör 23, 183-191

Fox, A. V., Groos, I. & Schauß-Golecki, K. (2005). Kindliche Aussprachestörungen (2009: 2. Aufl.). Ratgeber. Idstein: Schulz-Kirchner

Frank, G. & Grziwotz, P. (1974). Lautprüfbogen. Ravensburg: Sprachheilzentrum Ravensburg

Franke, U. (2007). Artikulationstherapie bei Vorschulkindern – Diagnostik und Didaktik (7. Aufl.). München: Ernst Reinhardt

Führing, M. & Lettmayer, O. (1970). Die Sprachfehler des Kindes und ihre Beseitigung. Wien: Österreichischer Bundesverlag für Unterricht, Wissenschaft und Kunst

Garliner, D. (1998). Myofunktionelle Therapie in der Praxis. Stuttgart: Thieme

Garnica, O. K. (1971). The development of perception of phonemic differences in initial consonants by English-speaking children. A pilot study. Papers and Reports on Child Language Development. Stanford Working Papers 3/1971, 1-29

Gierut, J. (1990). Differential Learning of phonological oppositions. Journal of Speech and Hearing Research 33, 540-549

Gombert, J. E. (1990). Le développement métalinguistique. Paris: Presses Universitaires de France

Grassegger, H. (2001). Phonetik Phonologie. Idstein: Schulz-Kirchner

Grimm, H. (1999). Störungen der Sprachentwicklung. Göttingen: Hogrefe

Grimm, H. & Weinert, S. (1994). Sprachentwicklung: Im Zentrum steht das Wort. In: Keller, H. (Hrsg.), Lehrbuch Entwicklungspsychologie. Bern: Huber, 445-473

Grunwell, P. (1990). (Ed.), Developmental speech disorders: Clinical issues and practical Implications (2. Aufl.). Edinburgh: Churchill Livingstone

Hacker, D. (1992). Phonologie. In: Baumgartner, S. & Füssenich, I. (Hrsg.), Sprachtherapie mit Kindern. Grundlagen und Verfahren. München: Ernst Reinhardt, 15-79

Hacker, D. & Weiss, K. H. (1986). Zur phonemischen Struktur funktioneller Dyslalien. Oldenburg: AWO-Verlag

Hacker, D. & Wilgermein, H. (1999). Aussprachestörungen bei Kindern. München: Ernst Reinhardt

Hewlett, N. (1990). Process of development and production. In: Grunwell, P. (1993). (Ed.), Developmental speech disorders: Clinical issues and practical Implications (2. Aufl.). Edinburgh: Churchill Livingstone

Howell, J. & Dean, E. (1995). Treating phonological disorders in children- Metaphon- theory to practice (2. Aufl.). London: Whurr Publishers

Jahn, T. (2007). Phonologische Störungen bei Kindern – Diagnostik und Therapie (2. Aufl.). Reihe Forum Logopädie. Stuttgart: Thieme

Jakobson, R. (1972). Kindersprache, Aphasie und allgemeine Lautgesetze (8. Aufl.). (Erstveröffentlichung 1941). Frankfurt a.M.: Edition Suhrkamp

Kittel, A. (1997). Myofunktionelle Therapie (2009: 9. überarb. Aufl.). Idstein: Schulz-Kirchner

Kornfeld, J. A. (1971). Theoretical issues in child phonology. Chicago Linguistic Society, 7/1971, 454-468

Kramer, J. (1987). Der Sigmatismus. Freiburg: Universitätsverlag

Kreuz, A. (2000). Metaphonologische Fähigkeiten und Aussprachestörungen im Kindesalter. In: Kölner Arbeiten zur Sprachpsychologie. Frankfurt: Peter Lang

Llerras, B. (1993). Tasten, Schmecken, Riechen. Die Bedeutung der Wahrnehmung bei der Behandlung myofunktioneller Störungen. L.O.G.O.S. interdisziplinär 1, 32-34

Llerras, B. & Müller, L. (1993). MFT kann auch Spaß machen. GRUMS (Heidelberger Gruppenkonzept für myofunktionelle Srörungen). Forum Logopädie 1, 11-13

Monschein, M. (1997). Spiele zur Sprachförderung. Band 1. München: Don Bosco

Monschein, M. (1998). Spiele zur Sprachförderung. Band 2. München: Don Bosco

Morris, E. & Klein, M. (1995). Mund- und Esstherapie bei Kindern. Entwicklung, Störungen und Behandlung orofazialer Fähigkeiten. Stuttgart: Fischer

Penner, Z. (2005a). Auf dem Weg zur Sprachkompetenz; neue Perspektiven der sprachlichen Frühförderung bei Migrantenkindern. Frauenfeld: Kon – Lab

Penner, Z. (2005b). Früherkennung und Frühintervention von Spracherwerbsstörungen. Forum Logopädie 6, 6-13

Penner, Z. (2006). Sehr frühe Förderung als Chance. Troisdorf: Bildungsverlag EINS

Penner, Z., Fischer, A. & Krügel, C. (2006). Von der Silbe zum Wort. Rhythmus und Wortbildung in der Sprachförderung. Troisdorf: Bildungsverlag EINS

Piaget, J. (1975). Der Aufbau der Wirklichkeit beim Kinde. Stuttgart: Klett Verlag

Reimann, B. (1996). Die frühe Kindersprache. Berlin: Luchterhand

Romonath, R. (1991). Phonologische Prozesse an sprachauffälligen Kindern, eine vergleichende Untersuchung an sprachauffälligen und nichtsprachauffälligen Vorschulkindern. Berlin: Edition Marhold

Schöler, H. (1999). IDIS – Inventar diagnostischer Informationen bei Sprachentwicklungsauffälligkeiten. Heidelberg: Edition S.

Schrey-Dern, D., Stiller, U. & Tockuss, C. (2006). Sprachentwicklungsstörungen. Logopädische Diagnostik und Therapieplanung. Stuttgart: Thieme

Schulte, K.: (1974). Phonembestimmtes Manualsystem (PMS). Villingen-Schwenningen: Neckar-Verlag

Seidner, W. & Wendler, J. (1987). Lehrbuch der Phoniatrie. Leipzig: Thieme

Siegmüller, J. & Bartels, H. (Hrsg.) (2006). Leitfaden Sprache-Sprechen-Stimme-Schlucken. München: Elsevier

Smith, N. V. (1973). The acquisition of phonology: A case study. Cambridge: University Press

Stackhouse, J. & Wells, B. (1997). Children's speech and literacy difficulties. London: Whurr Publishers

Stackhouse, J. & Wells, B. (2001). Children's speech and literacy difficulties 2 – identification and intervention. London: Whurr Publishers

Stampe, D. (1979). A dissertation on natural phonology. New York: Garland

Stern, D. (1992). Die Lebenserfahrung des Säuglings. Stuttgart: Klett-Cotta

Storch, G. (2002). Phonetik des Deutschen für sprachtherapeutische Berufe. Stockach: Storch Verlag

Strange, W. & Broen, P. A. (1980). Perception and production of approximate consonants by 3-years-olds: A first study. In: Yeni-Komishian, G. H., Kavanagh, J. F. & Ferguson, C. A. (Ed.), Child phonology: Perception, Vol. 2. New York etc.: Academic Press, 117-154

Struck, V., Adams, I. & Tillmanns-Karus, M. (1996). Kunterbunt rund um den Mund (3. Auflage). Dortmund: Verlag modernes lernen

Struck, V. & Mols, D. (1994). Das Mundwerk. Dortmund: Verlag modernes lernen

Struck, V. & Mols, D. (2002). Atemspiele. Anregungen für die Sprach- und Stimmtherapie mit Kindern. Dortmund: Verlag modernes lernen

Struck, V., Mols, D. (2004). Die MundWerkMappe. Dortmund: Verlag modernes lernen

Szagun, G. (2008). Sprachentwicklung beim Kind (vollständig überarbeitete Neuauflage). Weinheim: Beltz

Van Riper, C. & Irwin, J. V. (1976). Artikulationsstörungen (1995: 5. Aufl.). Berlin: Edition Marhold

Wagner, I. (1994). LOGO – Ausspracheprüfung. Oldenburg: Logo Verlag für Sprachtherapie

Wängler, H. H. & Baumann-Wängler, J. (1983). Phonetische Logopädie – Die Behandlung von Kommunikationsstörungen auf phonetischer Grundlage. Berlin: Marhold

Weinberger, S. (1988): Klientenzentrierte Gesprächsführung. Eine Lern- und Praxisanleitung für helfende Berufe. Weinheim: Beltz

Weiner, H. (1982). Die Bekämpfung von Sprechfehlern. Berlin: VEB Verlag Volk und Gesundheit

Weinrich, M. & Zehner, H. (2005). Phonetische und phonologische Störungen bei Kindern. Berlin: Springer

Wendlandt, W. (1998). Sprachstörungen im Kindesalter (3. Aufl.). Stuttgart: Thieme

Werker, J.F. & Pegg, J.E. (1992). Infant speech perception and phonological acquisition; in: Ferguson, C.A., Menn, L. & Stoel-Gammon, C. (Eds.): Phonological development. York Press, Timonium Maryland, 285-311

Willikonsky, A. (2006). Schubi Artikulationstest-Screening zur Ermittlung von Lautbildungsstörungen. Schaffhausen: Schubi

Wolf, E. & Aderhold, E. (1984). Sprecherzieherisches Übungsbuch. Berlin: Hentschel

Wulff, H. (1983). Diagnose von Sprach- und Stimmstörungen. München: Ernst Reinhardt

Zollinger, B. (1995). Die Entdeckung der Sprache (2007: 7. Aufl.). Bern: Verlag Paul Haupt

Lösungen Kapitel 1 – Sprachentwicklung

Zu 1.:

- Differenzierung Muttersprache – Fremdsprache,
- Wahrnehmung relevanter muttersprachlicher Kontraste,
- Differenzierung stimmhafter und stimmloser Plosive im Silbenanlaut,
- Fähigkeit zu Segmentation von Wörtern mit stark betonter Silbe am Wortanfang (~ 7,5 LM),
- Sensitivität für phonotaktische Regelmäßigkeiten der Muttersprache (~ 9 LM),
- Differenzierung bedeutungsunterscheidender Kontraste in der Muttersprache (~10 LM),
- Präferenz für sprachliche Reize,
- Präferenz für Gesichter, Mimik

Zu 2.:
Durch die Präferenz für bestimmte, gut wahrnehmbare Grundstrukturen von Sprache werden diese zunächst rudimentär, dann immer differenzierter im Gedächtnis gespeichert, um so wiederum als Vergleichsmuster auf der Suche nach weiteren Ähnlichkeiten und Unterschieden im muttersprachlichen Input zu dienen. Der Säugling bzw. das Kleinkind verfeinert so die Hypothesen über die der Sprache zugrunde liegenden Strukturen auf allen sprachlichen Ebenen. Die auditiven Teilleistungen – wie Lokalisation, auditive Aufmerksamkeit, Speicherung und Sequenz – als Basisfunktionen, auf denen die Entwicklung der weiteren Teilfunktionen (auditive Analyse und Synthese, Selektion, Diskrimination, Ergänzung) bis teilweise zum Schulalter hin aufbaut, strukturieren den „Sprachbrei", dem der Säugling ausgesetzt ist, und helfen den Input in besser wahrnehmbare und analysierbare Einheiten zu gliedern. Diese Fähigkeiten sind wesentlich, um beispielsweise Wortgrenzen erkennen zu können, um Silbengrenzen zu setzen oder um bestimmte systematische Strukturen analysieren zu können, die dann zu grundsätzlichen Erkenntnissen über z.B. die lautsprachliche Struktur der Muttersprache, über bestimmte phonotaktische Kombinationsregeln o.Ä. führen.

Zu 3.:
Die erste Lallphase, vom 2. bis etwa 6. LM, auch instinktives Lallen genannt, ist „international". Im Vordergrund stehen in dieser Phase das Ausprobieren der Sprechwerkzeuge und das Explorieren des Mundraumes. Das Kind erweitert hier seine oral-taktil-kinästhetischen und mundmotorischen Fähigkeiten maßgeblich, um damit immer mehr Laute, auch koordinativ schwierigere, realisieren zu können.
In der zweiten Lallphase, so ab dem 6. LM, beginnt das Kind nun

gezielt, Laute aus der Umwelt nachzuahmen. Die Kontrolle der Lautproduktion, die sich jetzt an den Lauten der Muttersprache orientiert, erfolgt nun über das Gehör. Das Kind erwirbt dadurch die Fähigkeit, sprachliche Reize gezielt wahrzunehmen, zu analysieren, nachzuahmen und zu korrigieren.
Dies sind die Grundvoraussetzungen, um Sprache im weiteren Verlauf überhaupt erwerben zu können!

Zu 4.:
Phonologische Prozesse sind Strategien, um sich das Lautsystem der Muttersprache anzueignen. Diese Strategien sind für den Entwicklungsverlauf typisch und bestehen aus einer systematischen Vereinfachung der Muttersprache. Man unterscheidet drei große Gruppen: die Substitutions-, Harmonisierungs- und Silbenstrukturprozesse. Diese werden mit zunehmendem Erwerb einzelner Laute, prosodischer Elemente und sprechmotorischer Fähigkeiten zu bestimmten Zeitpunkten in der physiologischen Entwicklung überwunden, sodass sich das kindliche Regelsystem immer mehr dem des erwachsenen Sprechers angleicht.

Zu 5.:

a) Elefant → 1. /elefan/, 2. /fant/, 3. /elefa.nt/
Begründung: Der phonologische Prozess der Tilgung finaler Konsonanten kommt physiologisch nur bis 1;11 Jahre vor und müsste deshalb der früheste sein. Tilgung unbetonter Silben tritt bis 3;5 Jahre auf.

b) Schokolade → 1. /lade/, 2. /totolade/, 3. /sotolade/, 4. /sokolade/
Begründung: Die größte Vereinfachung stellt die Tilgung unbetonter Silben dar. Die weitere Reihenfolge ergibt sich aus der Lauterwerbsreihenfolge (vierter konsonantischer Kontrast nach Jakobson: Plosiv-Frikativ) und daraus, dass die phonologischen Prozesse Plosivierung (/s/Yz/) und Vorverlagerung velarer Laute (/k/Yt/) auftreten, bevor „schwierige“ Laute wie /s/ und /k/ erworben sind.

c) Fahrrad → 1. /lat/, 2. /balat/, 3. /fa:lat/, 4. /fa:rat/
Begründung: s. b) Erwerb verläuft von maximalem zu minimalem Kontrast, Plosivierung (/f/→/b/), Ersatzlaut /l/ für /r/, da die Bildung von /r/ hohe Anforderung an die Artikulationsgeschicklichkeit stellt und deshalb zu den am spätesten erworbenen Lauten gehört.

d) Wecker →1. /eta/, 2. /feta/, 3. /veta/, 4. /veka/
Begründung: s. c)

Zu 6.:
Die Neck- und Kosespiele, Kinderverse etc. haben nicht nur durch die hergestellte intensive Nähe zwischen Erwachsenem und Kind, sondern vor allem durch ihre starke prosodische Akzentuierung einen hohen Stellenwert für die Sprachentwicklung. Sie stehen im engen Zusammenhang mit den Vorausläuferfähigkeiten (Grimm, 1999) für die Sprachentwicklung und den notwendigen Inputprozessen. Vorausläuferfähigkeiten sind: sprachrelevante Operationen der sozialen Kognition (Aufmerksamkeit auf Gesicht und Stimme der Bezugsperson, soziale Imitation, Gesten u.a.), sprachrelevante Operationen der Wahrnehmung (Differenzierung sprachlicher Kontraste, Nutzung prosodischer Merkmale u.a.) und sprachrelevante Operationen der Kognition (Entwicklung des Objektkonzeptes, Fähigkeit zur Kategorisierung, Übernahme konventionalisierter und referenzieller Gesten, Entwicklung bzw. Speicherung sprachlicher Repräsentationen). In den Spiel- und Sprachversen wird dabei auf das Gesicht, die Mimik und ggf. die Artikulationsbewegungen fokussiert. Durch die deutliche Rhythmisierung der Sprache wird auch hier eine phonologische Schleife aktiviert, die es erlaubt, sukzessive immer kleinere Segmente der Sprache zu analysieren und dann zu speichern. Durch diese Vorausläuferfähigkeiten wird auch der Grundstein für die ersten produktiven Worte gelegt. Die prägnante Gestik, Mimik, die deutliche Prosodie, die wiederholte Verwendung von Reimwörtern, das überwiegende Angebot von zweisilbigen Worten und das hochfrequente Anbieten der Verse führen zu einer ständigen Überarbeitung der sprachlichen Repräsentationen. In den Sprachspielen werden solche Strukturen prägnant angeboten, nach denen das Baby gerade „sucht", um seine Hypothesen über die Zusammensetzung von Sprache zu entwickeln. Je nach Alter eignen sich Sprechspiele auch zur Wortschatzerweiterung, zur Unterstützung der Entwicklung phonologischer Bewusstheit im weiteren Sinne sowie zur Unterstützung im Grammatikerwerb.

Zu 8.:

Phonetische Fähigkeiten	*Phonologische Fähigkeiten*
▪ Erwerb der Lautbildung aller muttersprachlichen Phoneme; ▪ Erwerb motorischer Grundvoraussetzungen; ▪ Erwerb taktil-kinästhetischer Wahrnehmungen im orofazialen Bereich; ▪ Rückkopplung mit eigener Lautproduktion über auditiven und taktil-kinästhetischen Kanal; ▪ Aufbau motorischer Muster zur Lautbildung	▪ Differenzierung der Laute nach den Kriterien der Sonorität, Bildungsweise und Bildungsort; ▪ Bevorzugung gut strukturierter Sprachangebote; ▪ Nutzung prosodischer Hinweise für die Entdeckung syntaktisch bedeutsamer Einheiten; ▪ Entwicklung metaphonologischer Fähigkeiten
Potenzielle Störungen	*Potenzielle Störungen*
Artikulationsstörungen (interdentale /s/-Lautbildung, laterale /s/, /ʃ/ -Laut-Produktion) Auftreten von Lauteinschüben, Zwischenlaute, die keine muttersprachlichen Phoneme sind Geringe Sprechfreude Sekundäre Auffälligkeiten	Verzögerte phonologische Entwicklung Störung der phonologischen Entwicklung Auftreten pathologischer phonologischer Prozesse Folgeproblematik im Bereich Syntax/Morphologie („Dysgrammatismus“)

Zu 9.:

a) Nachsprechen von Unsinnwörtern

→ motorisches Programmieren: Prozess ermöglicht, neue motorische Programme spontan erstellen zu können (d.h. bei unbekannten Wörtern z.B. Unsinnwörter). Unsinnwörter entsprechen diesen neuen motorischen Programmen.

b) Kind kann beurteilen, ob sich ein vorgesprochenes Realwort reimt oder nicht. Kind kann Minimalpaare sicher differenzieren.

→ phonologische Repräsentation: Hier werden Informationen über die Wortformen gespeichert. Das heißt, die phonologische Repräsentation enthält Informationen, die notwendig sind, um Worte voneinander zu differenzieren.
Somit kann auf dieser Ebene beurteilt werden, ob sich vorgesprochene Realwörter reimen oder nicht. Ebenso können Minimalpaare differenziert werden.

c) Kind kann keine Unsinnwörter nachsprechen. Beim Nachsprechen von bekannten Realwörtern treten deutlich weniger Veränderungen auf als beim spontanen Benennen.

→ motorisches Programmieren: Da das Nachsprechen von

Unsinnwörtern nicht gelingt, lässt dies auf ein Defizit im motorischen Programmieren schließen.

→ Defizite im motorischen Planen und Ausführen können ausgeschlossen werden, weil sich die Fehlerquote zwischen Nachsprechen von Unsinnwörtern und Realwörtern nicht ähnelt. Zudem können diese ausgeschlossen werden, da sich die Fehleranzahl zwischen Nachsprechen von Realwörtern und dem spontanen Benennen unterscheidet und sich ebenfalls nicht ähnelt. Das Problem liegt also auf einer höheren Ebene (im Speicher).

→ Defizite in der semantischen Repräsentation können ausgeschlossen werden. Das Nachsprechen von Realwörtern erfordert – im Gegensatz zum spontanen Benennen – keine Aktivierung des semantischen Lexikons, jedoch ergeben sich auch beim Nachsprechen von Realwörtern Fehler. Läge die Problematik in der semantischen Repräsentation, dürften sich keine Fehler beim Nachsprechen ergeben, nur beim Benennen.

→ Hypothese (a) Defizit in der phonologischen Repräsentation: Das motorische Programm ist davon abhängig, was in den phonologischen Repräsentationen codiert ist, d.h., enthalten die phonologischen Repräsentationen keine präzisen und detaillierten Informationen, ist auch die Speicherung von artikulatorischen Gesten nicht genau realisierbar, wodurch sich Fehler beim Nachsprechen sowie auch beim Benennen ergeben. Beim Nachsprechen bekannter Wörter ist ein direkter Zugriff von der semantischen Repräsentation auf das motorische Programm möglich (nicht auf die phonologische Repräsentation). Dies würde erklären, warum sich beim Nachsprechen bekannter Realwörter weniger Fehler verzeichnen lassen als beim spontanen Benennen.

→ Hypothese (b) Defizit im motorischen Programm: Bestehen Probleme im motorischen Programm, können Informationen über die „gestischen Targets" eventuell nicht korrekt gespeichert werden, was bedeutet, dass vorherige Informationen falsch generiert werden können. Die geringere Fehleranzahl beim Nachsprechen von bekannten Realwörtern – im Vergleich zum spontanen Benennen – könnte sich damit erklären lassen, dass der auditive Input als Hilfestellung für die Wortproduktion dient, wodurch sich weniger Fehler ergeben.

Zu 10.:

a) Bei Marina liegt eine phonologische Verzögerung vor. Ihre Substitutionen folgen typischen Mustern. Sie plosiviert die Sibilanten; die Velarlaute werden noch alveolarisiert.

b) Bei Jana liegt eine konsequente phonologische Störung vor. Obwohl sie alle Phoneme bilden kann, verfügt sie noch nicht über die notwendigen phonologischen Repräsentationen, um sie auch korrekt einzusetzen. Die Tilgung initialer Konsonanz gilt als pathologisch.

Zu 11.:

Artikulationsstörung	peripher-motorisch Lautbildungsmuster falsch erlernt
Phonologische Verzögerung	kein spezifisches Defizit
Konsequente phonologische Störung	kognitiv-linguistisches Defizit auf der Ebene der phonologischen Inputverarbeitung und Speicherung
Inkonsequente phonologische Störung	Störung der Zuordnung und Abfolge der Phoneme im zentralen motorischen Speicher

Zu 12:
Tilgung initialer Konsonanz:
Der konsonantische Anlaut eines Wortes wird nicht realisiert.
Anmerkung: Die Tilgung von /g/ in der Vorsilbe /ge/ oder /gi/ konnte bis zum Alter von 4;0 Jahren beobachtet werden.

Tilgung finaler Konsonanz:
Der konsonantische Auslaut eines Wortes wird nicht realisiert.
Ausnahme: die finale Tilgung von /l/ nach dem Schwalaut

Rückverlagerung:
Ein Phonem einer vorderen Artikulationszone wird durch ein Phonem einer hinteren Artikulationszone ersetzt. Dabei bleibt in der Regel die Sonorität (stimmhaft/stimmlos) erhalten.
Anmerkung: Die Rückverlagerung der Sibilanten (Zischlaute) /s, ʃ, z/ auf den Laut /ç/ wurde bis zum Alter von 3;0 Jahren vorgefunden, vor allem in wortmedialer Position. Die Rückverlagerung von /t/, /d/ und /l/ wird nur im Rahmen von Assimilationsprozessen beobachtet.

Plosivierung:
Substitution des Ziellautes durch einen Plosiv, meist bleibt der Artikulationsort erhalten. Plosivierung aller Frikative gilt als pathologisch.
Anmerkung: Die Plosivierung von Frikativen wurde bis zum Alter von 3;0 Jahren festgestellt. Es kommt physiologisch nie zu einer Plosivierung aller Frikativen bei einem Kind, sondern immer nur zu einem vereinzelten Auftreten. Im physiologischen Erwerb bleibt beim Plosivieren der Artikulationsort erhalten, sodass ein typisches physiologisches Muster folgendermaßen aussieht:
/x/→/k/ /f/→/p/ /z/→/d/ /v/ →/b/ /s, ʃ, ç/→/t/
Kinder, die dieses Muster nicht einhalten, zeigen in der Regel pathologische Tendenzen.

Glottale Ersetzung:
Ersetzung eines Phonems durch den glottalen Laut /h/ oder durch den „Ventilton“ /ʔ/.
Anmerkung: Glottale Ersetzungen wurden ausschließlich für den Laut /R/ bis zum Alter von 2;5 Jahren beobachtet. Da im Deutschen silbeninitiale Vokale immer von einem glottalen Stopp /?/ begleitet werden, wurde die Ersetzung eines wortinitialen Konsonanten durch /?/ als Auslassung eines initialen Konsonanten gewertet und nicht als Glottale Ersetzung, wie dies für andere Sprachen üblich ist. Glottale Ersetzungen, die nicht bei dem Laut /R/ auftreten, sind immer pathologisch.

Zu 13.:

Zielwort	*Realisation*	*Phonologischer Prozess*
<Krokodil>	[kokogil]	Reduktion von Konsonantenverbindungen, Rückverlagerung /d/→/g/
<Hase>	[hab□]	Plosivierung /s/→/b/
<Tisch>	[kIk]	Rückverlagerung, Velarisierung /t/→/k/, /ʃ/→/k/ Plosivierung /ʃ/→/k/ Assimilationsprozess
<Waffel>	[babel]	Plosivierung /v/→/b/, /f/→/b/ Assimilationsprozess (Sonorierung der Plosivierung)
<Schlange>	[ʃaŋ□]	Reduktion von Konsonantenverbindungen
<Zebra>	[tse:ba]	Reduktion von Konsonantenverbindungen
<Bank>	[ank]	Tilgung initialer Konsonanten
<Katze>	[tats□]	Vorverlagerung von Velaren /k/→/t/ Assimilationsprozess
<Unfall>	[unpal]	Plosivierung /f/→/p/
<Rose>	[?os□]	Tilgung initialer Konsonanz
<Quatsch>	[tats]	Reduktion von Konsonantenverbindungen /kw/→/k/ Substitution, Alveolarisierung /k/→/t/ Vorverlagerung /ʃ/→/s/
<Schokolade>	[soto'lad□]	Substitution, Alveolarisierung /k/→/t/ Vorverlagerung /ʃ/→/s/
<Rhinozeros>	[?ino?os]	Tilgung initialer Konsonanz Tilgung unbetonter Silben
<Orangen>	[oRaŋs□n]	Vorverlagerung /ʃ/→/s/
<Ritter>	[Rik□]	Rückverlagerung /t/→/k/
<Schildkröte>	[dilt'død□]	Plosivierung /ʃ/→/d/ Reduktion von KV /kR/→/k/ Alveolarisierung /k/→/d/ Sonorisierung /t/→/d/ Assimilation
<Schildkröte>	[kilkøk□]	Rückverlagerung (Velarisierung) /t/→/k/ Reduktion von KV /kR/→/k/ Assimilation /ʃ/→/k/

Lösungen Kapitel 2 – Diagnostik und Anamnese

zu 1.:
Standardisierte Diagnostikverfahren bieten folgende Vorteile:

- Sie ermöglichen den Vergleich bestimmter Entwicklungsaspekte innerhalb der Altersgruppe.
- Die objektiven Testverfahren genügen den Testgütekriterien Validität, Objektivität, Reliabilität.
- Die Unabhängigkeit des Testurteils von der Person des Untersuchers (Objektivität) ist gewährleistet.
- Sie ermöglichen eine Messung des Entwicklungsfortschrittes (Retest).
- Sie ermöglichen die effiziente Klärung einer spezifischen Fragestellung.
- Sie sind eine anerkannte, da objektivierbare „Argumentationshilfe" gegenüber Ärzten, Krankenkassen und Behörden bei schulischen Entscheidungen.
- Sie bilden den gemeinsamen Standard im interkollegialen und interdisziplinären Austausch.

Standardisierte Diagnostikverfahren haben folgende Nachteile:

- Durch die festgelegten Formulierungen in den Testanweisungen besteht ein verringerter Spielraum für individuelle, kindorientierte Ansprache.
- Sie beantworten nur die der Testkonstruktion zugrunde liegenden Fragestellungen. Zum Beispiel die Frage nach dem Vorliegen einer Sprachentwicklungsstörung. Eine Antwort auf diese Frage kann keine Grundlage für eine Therapieplanung liefern, da der Test nur die Punkte in der Sprachentwicklung herausgreift, in denen sich Kinder mit einer spezifischen Sprachentwicklungsstörung (SSES) von sprachgesunden Kindern unterscheiden. Bedeutsam für therapeutische Fortschritte sind mitunter andere Fähigkeiten als die in den erhobenen Bereichen.
- Für Einarbeitung und Auswertung muss Zeit aufgewendet werden.
- Die Interpretation der Ergebnisse erfordert profunde Fachkenntnisse und Erfahrung.

Informelle Verfahren bieten folgende Vorteile:

- Sie erlauben eine flexiblere Gestaltung des Kontaktes zum Kind während der Erhebung in Bezug auf Wiederholungen und Neuformulierungen der Aufgabenstellung, Lob und Hilfen.
- Es dürfen flexible Hilfen gegeben werden; eine Auswertung

der Hierarchie der gegebenen Hilfestellungen ermöglicht Hypothesen über den individuellen Stand der Sprachentwicklung.
- Der Umgang des Kindes mit Hilfestellungen ermöglicht Einblick in die spezifischen Fähigkeiten und liefert therapeutische Ansatzpunkte.
- Sie erlauben einen orientierenden „Rundumblick" und bilden die Grundlage für die Auswahl spezifischer Testverfahren.
- Screeningverfahren sind geeignet, um auffällige Kinder von unauffälligen zu differenzieren, sie ermöglichen die Erfassung einer größeren Population.
- Sie sind zeitsparend in Vorbereitung, Durchführung und Auswertung.
- Die Beobachtung des Verhaltens ermöglicht Rückschlüsse auf ein Störungsbewusstsein des Kindes.

Informelle Verfahren haben folgende Nachteile:
- Es ist kein Vergleich mit der Altersgruppe möglich.
- Die Auswertung erlaubt häufig nur ungenaue Aussagen bzw. Hypothesen.
- Auswertung und Interpretation sind von den Erfahrungen und der Normalitätsvorstellung des Untersuchenden abhängig.
- Es liegen keine Testgütekriterien vor.
- Es gibt häufig nur vage Angaben bzgl. der zugrunde liegenden Entwicklungskonzepte.
- Sie erlauben nur eine grobe Orientierung über die betroffenen Bereiche.
- Bei Befund ist eine Nachtestung erforderlich.

zu 2.:
Die Entscheidung für ein informelles oder standardisiertes Verfahren ist abhängig von der verfolgten Fragestellung. Auch die Bereitschaft bzw. die Fähigkeit eines Kindes zur Mitarbeit oder auch dessen Belastbarkeit wird bei der (Erstaus-) Wahl des Diagnostikinstrumentes Berücksichtigung finden.
Ein standardisiertes Verfahren in Kombination mit anderen Beobachtungen ermöglicht eine fundierte, auf breiter Basis angelegte Diagnostik und eine Therapieplanung, die die individuellen Stärken und Schwächen im Therapieansatz berücksichtigt.

zu 3.:
Als relevant für die Sprachentwicklung werden üblicherweise eingestuft:
- Schwangerschaftsverlauf, Geburtsumstände, frühe Nahrungsaufnahme
- Erkrankungen des Kindes wie Anfallsleiden, häufige Mittelohrentzündungen

- Motorische Meilensteine der Entwicklung wie Drehen, Krabbeln, Laufen, Händigkeit
- Sprachliche Meilensteine der Entwicklung wie Zeitpunkt des ersten Wortes, Erreichen der 50-Wort-Schwelle, Verständlichkeit der Sprache, Wortschatzspurt, erste Sätze
- Soziale und familiäre Hintergründe

Weiterführende Aufgabenstellung: Recherchieren Sie, inwieweit diese Annahmen über Zusammenhänge mit der Sprachentwicklung belegbar sind! Bei welchen Aspekten handelt es sich um tradierte Annahmen, wenn nicht gar um Vorurteile?

zu 4.:
Die nachfolgende Liste kann nur ein Vorschlag sein.

	förderlich	*hemmend*
Rahmenbedingungen	freundliche Atmosphäre, angenehmes Raumklima, klarer Zeitrahmen	enge Räume, Durchgangszimmer, viele Unterbrechungen durch das Telefon, Passanten
Gesprächsverhalten nonverbal	zugewandt, Blickkontakt, offene Körperhaltung	Gesprächspartner wirkt „wie auf der Flucht", Starren, stereotypes Nicken oder „Mmh"
Gesprächsverhalten verbal	Nachfragen, Verständnis sichern, Verständnis äußern	Fragen im Verhörstil, Abarbeiten eines Fragenkataloges ohne persönlichen Bezug, Belehren, Abwerten

zu 5.:
Manche Störungsbilder weisen zum Teil recht ähnliche Symptome zu Aussprachestörungen auf. Um mit einer therapeutischen Intervention korrekt ansetzen zu können, müssen folgende Störungsbilder differenzialdiagnostisch abgegrenzt werden:

Störungsbild	*Definition*	*Ursachen*	*Symptomatik*
Dysarthrie	Zentrale oder peripher bedingte Störung des Sprechvorgangs	Läsion von Kernen und Bahnen, auch der nicht sprachdominanten Hemisphäre durch Intoxikation, Traumen, Durchblutungsstörungen, Tumore, neurologische Systemerkrankungen, Schädel-Hirn-Verletzungen	Störung der Phonation, Resonanz, Sprechatmung, Artikulation, Sprechmelodie, des Sprechtempos, Sprechrhythmus; Schriftsprache o.B., Sprachverständnis o.B., Syntax o.B.
Sprechapraxie	Zentrale Störung der Bewegungsplanung, Zentrale Programmierungsstörung	Zentrale Schädigung	Lautvertauschungen, Nachsprechen problematisch/oft schlechter, Suchverhalten, Sprechanstrengung, Sprachverständnis o.B., Schriftsprache o.B.
Poltern	Störungen im Redefluss	Ungleichgewicht der Sprachkomponenten	Schnelle überhastete Sprechweise, Wort- und Satzumstellungen, Satzabbrüche, Satz- und Wortverschmelzungen, Dysprosodie
(Rinophonie) Dysglossie	Störung des nasalen Lautklanges	Organische Ursachen (z.B. Lippen-Kiefer-Gaumen-Segelspalten), funktionelle Ursachen	Z.B. offenes Näseln (aperta), es entweicht zu viel Phonationsluft durch die Nase, geschlossenes Näseln (clausa), es entweicht zu wenig Phonationsluft durch die Nase
Phonematische Paraphrasien	Störung der Auswahl und Sequenzierung der Phoneme nach Abschluss der Sprachentwicklung	Zentrale Schädigung (Aphasie, Durchblutungsstörungen, dementielle Erkrankungen)	Inkonstante Substitutionen, Lautumstellungen, teilweise bis zur völligen Unverständlichkeit, Neologismen (phonematischer Jargon)

Zu 6.:
Jede Anamnese birgt in sich die Gefahr, dass Antworten im Sinne der sozialen Erwünschtheit gegeben werden. Ferner kann der Untersucher seine Fragen (im schlimmsten Falle unbewusst) deduktiv stellen, sodass er sich in seinen Annahmen und Überzeugungen bestätigt sieht. Eltern fühlen sich durch ein „Fragenbombardement" examiniert und verunsichert, was einen ehrlichen Vertrauensaufbau erschwert. Die in einer Anamnese erhobenen Informationen können den Untersucher in seiner Wahrnehmung und Bewertung des kindlichen Verhaltens einseitig beeinflussen.

Lösungen Kapitel 3 – Phonetisch-orientierte Therapie

zu1.:
Zentraler Punkt in der phonetisch-orientierten Therapie ist das Erlernen des neuen und korrekten Lautbildungsmusters. Den Ausgang bildet dabei die Annahme, dass das Problem im Bereich der Artikulation zu suchen ist und folglich die Therapie auch als artikulatorische Übungsbehandlung verstanden wird. Vor diesem Hintergrund erfolgt der Therapieaufbau im Bereich Artikulation in der Abfolge Laut – Silbe – Wort – Satz – Spontansprache.
Auf Silbenebene wird in allen Lautpositionen (Ziellaut im Anlaut, Auslaut, Inlaut) der neu erlernte Ziellaut in Vokalkombinationen geübt, um eine Festigung der Geläufigkeit zu erreichen. Über die sinnfreie Silbenebene wird zudem erreicht, dass die Kinder nicht auf bereits fehlerhaft gespeicherte und automatisierte Wortformen zurückgreifen. Dies würde beim sofortigen Einsatz auf der Wortebene der Fall sein. Im Sprechverarbeitungsmodell nach Stackhouse & Wells (1997) entspricht dies dem motorischen Programm.

zu 2.:
Die Phonemdifferenzierung findet innerhalb der Rahmentherapie und parallel zu den einzelnen Stufen und Ebenen der speziellen Sprachtherapie, Therapiebereich Artikulation statt. Ausgehend von der Lautebene soll das Kind rein rezeptiv den Ziellaut von anderen Lauten, die zunächst in maximalen, dann in minimalem und minimalstem (Fehl- bzw. Ersatzlaut) Kontrast stehen, unterscheiden. Sukzessive wird die Komplexität dieser auditiven Differenzierungsaufgabe gesteigert: Silbenebene und Wortebene mit wechselnden Lautpositionen (Anlaut, Auslaut, Inlaut). Hintergrund dieses Therapiebereiches bildet die Annahme, dass das Kind den Ziellaut nicht vom Ersatzlaut aus dem üblichen Sprachstrom differenzieren kann und es deshalb die eigene (Fehl-)Lautproduktion als identisch mit dem Input aus der Erwachsenensprache identifiziert und das motorische Muster zur Lautbildung abspeichert und fortlaufend verwendet. Das „neue“ korrekte auditive Lautmuster muss demnach engrammiert (eingespeichert) werden, um dem Kind als interner Vergleich zur Beurteilung der eigenen Lautproduktion zur Verfügung zu stehen. Verstärkt wird hier in der Therapie ausschließlich das Wahrnehmen des Ziellautes und nicht wie in der phonologisch-orientierten Therapie das Wahrnehmen der distinktiven Merkmale der von einem phonologischen Prozess betroffenen Laute.

zu 3.:
Die vorliegende, therapierte myofunktionelle Störung steht mit der beschriebenen Problematik in keinem Zusammenhang. Dem Kind gelingt es, den Ziellaut /k/ auf Wortebene über die Modalität des Nachsprechens zu artikulieren. Insofern kann kein primär motorisches Defizit vorliegen. Um der Transferproblematik zu entgehen, ist eine Bestimmung des aktuellen Therapiestandes des Kindes in den Bereichen Artikulation und Phonemdifferenzierung (hier aus Sicht des phonetischen Ansatzes) nötig. Häufig zeigt sich, dass das Kind in der Differenzierung des Ziellautes von anderen Lauten (insbesondere des Ersatzlautes) Schwierigkeiten hat und dort therapeutisch weiterhin gearbeitet werden muss. Eine Erklärung für das Phänomen, dass die Nachsprechleistung deutlich besser ist als die spontane Sprechleistung, liefert das phonetische Modell nur über die Beschreibung der erreichten Ebene (hier Wortebene).
Dieses und andere Probleme bzw. Fragestellungen in der Therapie von Aussprachestörungen führten zur Entwicklung des phonologischen Therapieansatzes. Dieser Ansatz erklärt übrigens auch modellorientiert das oben beschriebene Phänomen (s. S. 137ff).

zu 4.:
Der Eindruck einer zu großen Zunge lässt sich mit wenigen Ausnahmen (Syndrome) fast immer auf einen Hypotonus, also eine mangelnde Muskelspannung innerhalb des Zungenkörpers, zurückführen. Dieser Hypotonus kann unterschiedliche Ursachen haben. Diese gilt es in einem Anamnesegespräch zu eruieren. Die schlechte Verständlichkeit kann u.a. durch die hypotone Zunge mit bedingt sein. Dadurch ändert sich der zur Verfügung stehende Resonanzraum innerhalb der Mundhöhle, was zu einer Veränderung des Vokalklanges und somit zu einer Beeinträchtigung der Verständlichkeit führen kann. Eine Vorverlagerung der Zunge kann dazu führen, dass die alveolar gebildeten Laute ebenfalls nach vorne verlagert werden und interlabial gebildet werden. Dies beeinflusst zwar nicht immer die Erkennung des Ziellautes, aber die Koartikulation wird dadurch ebenso beeinträchtigt. Eine Untersuchung durch den HNO-Arzt sollte eine Nasenatmung als Grundlage für weitere therapeutische Maßnahmen sicherstellen. Solange das Kind durch den Mund atmen *muss*, werden therapeutische Ansätze kaum Erfolg zeigen. In einem solchen Fall ist eine HNO-ärztliche und logopädische Diagnostik zu empfehlen, um die geeigneten therapeutischen Maßnahmen einleiten zu können.

zu 5.:
Mundmotorische Übungen sind im Rahmen einer Therapie von myofunktionellen Störungen indiziert. Das setzt eine entsprechende Diagnostik voraus. Ziele sind dabei das Erreichen eines myofunktionellen Gleichgewichtes im orofazialen Bereich, der Abbau kompensatorischer Bewegungen sowie die Anbahnung und Festigung des physiologischen Schluckvorgangs. Dazu gehören u.a. Übungen zum Tonusaufbau, zur Verbesserung der Beweglichkeit, zum Erreichen eines physiologischen Mundschlusses. Keinesfalls kann eine Aussprachestörung ausschließlich durch ein „Training der Mundmuskulatur" therapiert werden. Ein mundmotorisches Training setzt immer bei outputgenerierenden Prozessen an. Dieses Argument scheidet bei inkonstanten Lautbildungsfehlern aus.
Indiziert sind mundmotorische Übungen zur Verbesserung der taktil-kinästhetischen Wahrnehmung im orofazialen Bereich. Dies soll eine verbesserte Selbstkontrolle über eben diesen Sinneskanal unterstützen.
Sinnvoll sind tonusregulierende Maßnahmen, die nicht nur im mundmotorischen Bereich ansetzen müssen. Fraglich ist die Fortsetzung mundmotorischer Übungen (nicht einer myofunktionellen Therapie bei entsprechender Indikation!), wenn der Ziellaut schon gefestigt ist.

zu 6.:

a) Wir rufen die Tiere: „*Komm* Hase!; *komm* Hahn!; k*omm* Pferd!"
→ Wortebene, ZL /k/, Anlaut

b) Wir zaubern: „isch-asch-osch"
→ Silbenebene, ZL /ʃ/, Auslaut

c) Wir hacken Holz (Knete) mit /k/ /k/ /k/
→ Lautebene, ZL /k/

d) Wir spielen mit dem Kaufladen. Da gibt es *Kaba, Kaffee, leckere Lakritze, Wecker, ein Stück Kuchen, Kulis, kandierte Früchte, karierte Hefte, Notizklötze, Speck, Nagellack* usw. Wir *kaufen* und ver*kaufen*, es kostet usw.
→ Spontansprache-Ebene (gelenkte; Habitualisierungsstufe), ZL /k/, alle Positionen

e) Bald ist Geburtstag: „Ich wünsche mir schöne Stiefel/ Frösche aus Plüsch/ Champignons von Stefan"
→ Satzebene, ZL /ʃ/, alle Positionen, Lautanhäufung

f) Wir angeln: „*Fische, Taschen, Stiefel* ...“
→ Wortebene, ZL /ʃ/, Inlaut, Anlaut mit KV (Konsonantenverbindung)

g) Wir malen eine Sonne. Die Strahlen zeichnen wir mit */sa/, /se/, /si/,*
→ Silbenebene, ZL /s/, Anlaut

h) Der Wecker klingelt: /rrrrrr/
→ Lautebene, ZL /R/

zu 7.:
Lösung A: Nasaler Sigmatismus, totalis, aperta
Der Zungenversuch zeigt keine klangliche Veränderung, es kann sich nicht um einen Sigmatismus nasalis partialis handeln, denn dann müsste noch Phonationsluft aus dem Mundraum entweichen und durch die Umlenkung des Luftstromes im Zungenversuch zu einer Klangveränderung führen. Der Nasenversuch bestätigt diese Vermutung. Der deutliche Beschlag der Czermak'schen Platte während der /s/-Artikulation verweist in Kombination mit den Befunden der anderen beiden Sigmatismusproben auf die fehlerhafte Lenkung der kompletten Phonationsströmung durch die Nase.

Lösung B: Sigmatismus lateralis
Der positive Zungenversuch verweist auf die Gruppe der lingualen Sigmatismen.
Der negative Nasenversuch bestätigt dies. Die klangliche Veränderung beim Klopfversuch entsteht durch die Unterbrechung des fälschlicherweise über die Wangentasche(n) geführten Phonationsstromes. Ist die Veränderung auf beiden Seiten hörbar, handelt es sich um eine bilaterale Fehlbildung. Ergibt der Klopfversuch dagegen nur einen Befund auf einer Seite, so spricht man von einem unilateralen Sigmatismus und benennt die Seite entsprechend (dexter bzw. sinister).

zu 8.:
Bei der apikalen Bildung des Lautes /s/ wird – im Unterschied zur dorsalen Bildung – die Enge an den palatinalen Flächen der oberen Frontzähne und deren Zahndamm durch den frei schwebenden vorderen Zungenrand, in dem sich ebenso wie im vorderen Zungenrücken eine schmale Längsrille formt, gebildet (zitiert nach Fiukowski, 2004).
Ein Vorteil der apikalen Bildung wird in der direkten Nähe zur Zungenruhelage (ZRL) gesehen. Gerade bei Sigmatismen, die mit einer myofunktionellen Störung (MFS) kombiniert sind, bilden

die Patienten nach erfolgter myofunktioneller Therapie das /s/ spontan und intuitiv apikal.
Als Nachteil der apikalen Bildungsweise gilt die relativ hohe Störanfälligkeit. Bedingt durch den frei schwebenden vorderen Zungenrand wirken sich bereits geringe Tonusschwankungen auf die Lautreinheit aus. Bei Anbahnung bzw. Therapie vor Frontzahnwechsel kann durch die sich rasch verändernden anatomischen Gegebenheiten das Auffinden bzw. Wiederfinden der korrekten Artikulationsstelle erschwert sein.

Bei der dorsalen Bildung des /s/-Lautes liegt der vordere Zungenrand an den lingualen Flächen der unteren Frontzähne, die Zungenspitze hat festen Kontakt mit den inneren Frontzähnen (Inzisivi 1). Der vordere Zungenrücken ist zu den palatinalen Flächen der oberen Frontzähne und deren Zahndamm aufgewölbt und bildet eine Enge. Die Zungenoberfläche wird zu einer Längsrinne geformt, die im vorderen Zungenrücken die Form einer schmalen Längsrille hat (zitiert nach Fiukowski, 2004).
Vorteil einer dorsalen Bildungsweise ist die vergleichsweise geringere Störanfälligkeit gegenüber der apikalen Variante. Die Zungenspitze hat einen größeren Toleranzraum für ihre Lage, somit mehr Variationsmöglichkeiten, ohne dass es zu einer hörbaren, abweichenden /s/-Lautproduktion kommt.
Mögliche Nachteile können sich dann ergeben, wenn der Sigmatismus mit einer myofunktionellen Störung einhergeht und zunächst die korrekte Zungenruhelage erarbeitet wurde. Die Zungenspitze müsste dann wiederum eine neue, der ZRL entgegengesetzte Position einnehmen. Das zur dorsalen Bildung geringgradig notwendige Vorschieben des Unterkiefers kann – bedingt durch die individuellen, anatomischen Gegebenheiten des Kiefers und der Mundhöhle – als deutliche Kompensation eines myofunktionellen Ungleichgewichtes merklich größer ausfallen! Solchen Kompensationen gilt es durch eine Kontrolle der Kieferbewegungen – z.B. Fixieren des Unterkiefers in der Hand mit aufgestütztem Ellenbogen – vorzubeugen. Eine rein symptomorientierte Lautbildungstherapie kann so eine myofunktionelle Dysfunktion verschleiern und gegebenenfalls noch begünstigen.

Lösungen Kapitel 4 – Phonologische Therapie

zu 1.:
Bei einer reinen Nachsprechleistung ist es nicht erforderlich, auf die internen phonologischen und/oder semantischen Repräsentationen zuzugreifen. Über die Inputprozesse (auditive Verarbeitung, Diskrimination sprachlicher vs. nicht-sprachlicher Reize, phonologisches Erkennen) werden die nachzusprechenden Wörter auf der Ebene des motorischen Programmierens als neue motorische Programme erstellt. Dies erfolgt unter Umgehung der phonologischen und semantischen Repräsentation. Bei einem spontanen Abruf der Wörter wird – ausgehend von der semantischen Repräsentation – die in der phonologischen Repräsentation gespeicherte Information über die Wortformaspekte zugeordnet. Diese Informationen müssen mit weiteren Informationen über die Artikulatoren und deren Möglichkeiten angereichert werden, um über die outputgenerierenden Prozesse (motorisches Programmieren, motorisches Planen, motorische Ausführung) dann zur Ausführung gelangen zu können. Gerade bei hochvertrauten Wörtern nimmt man an, dass direkt von der semantischen Repräsentation aus auf das motorische Programm zugegriffen wird, also die phonologische Repräsentation gar nicht erst aktiviert werden muss. Um dauerhaft zu einer korrekten Aussprache einzelner Wörter zu gelangen, bedarf es der Überarbeitung innerhalb der Speicherungsprozesse, also der phonologischen Repräsentation. Da das Nachsprechen aber ohne die Aktivierung der phonologischen Repräsentation auskommen kann, indem es über die motorische Programmierung direkt über das motorische Programm in die outputgenerierenden Prozesse mündet, kann über diesen Weg keine Überarbeitung der phonologischen Repräsentation stattfinden. Das Problem liegt darin, dass in der phonologischen Repräsentation nur diejenigen Informationen gespeichert sind, die zur Unterscheidung von differenten Wortformen (Lexemen) genutzt werden können. Ein Übertrag, d.h. eine Umsetzung in das motorische Programm, kann erst danach vorgenommen werden. Deshalb kann eine Übungsform, die sich auf das Nachsprechen beschränkt, nicht wirksam sein.

zu 2.:

a) Klassifikation: Verzögerte phonologische Entwicklung
Störungsebene: Es liegt kein spezifisches Defizit innerhalb des Sprachverarbeitungsprozesses vor.

b) Klassifikation: Artikulationsstörung
Störungsebene: peripher-motorisches Problem

c) Klassifikation: Inkonsequente phonologische Störung
Störungsebene: Gemischtes Defizit des phonologischen Arbeitsgedächtnisses und des motorischen Programms

d) Klassifikation: Konsequente phonologische Störung
Störungsebene: Defizit im phonologischen Erkennen, Kinder verfügen über intakte phonologische Repräsentationen (!), sprachspezifische Merkmale phonologischer Strukturen scheinen nur unvollständig abstrahiert; Problem liegt in der Abstraktion von Wissen über das phonologische System der Muttersprache

zu 3.:
Die traditionellen phonetisch-orientierten Ansätze sehen die Störungsebene im Bereich der motorischen Prozesse, vornehmlich im Abruf der korrekten Artikulationsmuster (bei „inkonstanten Lautfehlbildungen"), bzw. auf der Ebene der motorischen Ausführung (bei konstanten Störungen, d.h. nach früherer Nomenklatur kann der Ziellaut nicht gebildet werden). Zwar werden auch auditive Differenzierungsübungen zwischen Ziellaut, phonetisch unähnlichen und ähnlichen Lauten bis hin zum Ersatz- bzw. Fehllaut durchgeführt, diese dienen allerdings dazu, die Aufmerksamkeit auf den neu zu erlernenden Laut zu lenken. Schwerpunkt ist die Differenzierung der einzelnen Laute und nicht wie in den phonologischen Therapieansätzen die Wahrnehmung und Erkennung distinktiver Merkmale – phonologischer Kriterien also. Dementsprechend zeigen sich auch in der Vorgehensweise Unterschiede: Werden in den phonetischen Ansätzen die Phoneme einzeln und nacheinander angebahnt, so werden in den phonologisch-orientierten Ansätzen Gruppen von Phonemen nach ihren Merkmalen therapiert. Bei Plosivierungsprozessen werden dann beispielsweise nicht die einzelnen „fehlenden" Laute angebahnt und expressiv eingeübt, sondern es wird das Merkmal der Lautbildung, das vom Kind noch nicht entdeckt wurde, in diesem Fall die frikative Artikulationsart, als Merkmal einer ganzen Gruppe von Lauten dem Kind nahegebracht. Dieser Erkenntnisschritt befähigt das Kind, einen Lernfortschritt auf breiter Basis in Gang zu setzen. Das zeigt sich in deutlich kürzeren Therapiezeiträumen und geringeren Transferproblemen in die Spontansprache.
Bei phonologisch-orientierten Ansätzen wird von einer Störung im Erwerb des muttersprachlichen phonologischen Regelsystems ausgegangen, die je nach Klassifikation näher spezifiziert wird. Daran orientiert sich auch der therapeutische Schwerpunkt. Das Ziel liegt im Aufbau bzw. in der Restrukturierung des kindlichen phonologischen Systems. Erreicht wird dies durch den Schwerpunkt im rezeptiven Bereich mit dem Ziel der Differenzierung, Gruppierung und Klassifizierung distinktiver Merkmale.

Therapieansätze in der Therapie kindlicher Aussprachestörungen

	traditionelle artikulatorisch-orientierte Ansätze	neuere phonologisch-orientierte, „kognitiv-linguistische" Ansätze
ANNAHME	Artikulationsstörung Peripheres Problem Sprechmotorische Ungeschicklichkeit, aufgrund verzögerter neuronaler Reifung Defizite in der auditiven Verarbeitung	Verzögerungen, Störungen im Aufbau des kindlichen phonologischen Regelsystems
Ziel	Verbesserung artikulatorischer Fähigkeiten	Restrukturierung des kindlichen phonologischen Systems
THERAPIE	ZMM Hörtraining / Bewusstmachen des Zielphonems Expressives Training, hierarchischer Aufbau ! immer nur ein Laut ! keine Kontrastierung von Phonemen bzw. speziellen Merkmalen	Differenzierung, Klassifizierung, Gruppierung von distinktiven Merkmalen Veränderung von Fehlermustern

zu 4.:

Unter einem Minimalpaar versteht man ein Wortpaar, das sich nur durch ein einziges Phonem in seiner Bedeutung unterscheidet (/lant/ – /Rant/).

Reimpaare sind nicht automatisch auch Minimalpaare! Bei der Auswahl ist auf kindgerechte Wortauswahl zu achten, z.B. ob die Begriffe dem Kind bekannt sind. Die Begriffe sollten grafisch relativ eindeutig darstellbar sein – aus diesem Grund wird meistens auf Nomen zurückgegriffen. Die Vokallängen sollten identisch sein. Damit die Zielphoneme nicht immer nur an einer Lautposition ausgetauscht werden, sollten verschiedene Variationen angeboten werden.

zu 5.:

Unsinnwörter oder auch Pseudowörter werden im Rahmen der phonologischen Therapie während der rezeptiven Phase eingesetzt. Sie sind ähnlich aufgebaut wie Realwörter, bringen durch das Fehlen semantischer Kompensationsmöglichkeiten das Kind aber dahin, tatsächlich intensiv auf die spezifischen Phoneme zu achten. Das sichert das spätere Erkennen der Phoneme auf Realwortebene bei bekannten und unbekannten Wörtern. Die Phoneme in Unsinnwörtern sind Phoneme der Muttersprache, ihre Reihenfolge folgt den phonotaktischen Regeln (legale Unsinnwörter).

Ausgehend von einsilbigen Unsinnwörtern, die auch Konsonantenverbindungen enthalten können, geht man weiter zu mehrsilbigen legalen Unsinnwörtern mit zwei bis vier Silben, die ebenfalls Konsonantenverbindungen enthalten können.